CAMA para DOS

CAMA
para
DOS

**Manual para sobrevivir en pareja,
desde el aspecto sexual hasta el familiar.**

Martha Carrillo & Raúl Araiza

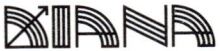

Diseño de portada: Alejandra Ruiz Esparza Fernández
Fotografía de portada: © Shutterstock
Fotografía de autores: Moramay Herrera Kuri
Diseño de interiores y formación: Trama Diseño – D.G. Emilia Martínez J.

© 2012, Martha Carrillo
© 2012, Raúl Araiza

Derechos reservados

© 2012, Editorial Planeta Mexicana, S.A. de C.V.
Bajo el sello editorial DIANA M.R.
Avenida Presidente Masarik núm. 111, 2o. piso
Colonia Chapultepec Morales
C.P. 11570 México, D.F.
www.editorialplaneta.com.mx

Primera edición: noviembre de 2012
ISBN: 978-607-07-1459-7

Impreso en los talleres de Litográfica Ingramex, S.A. de C.V.
Centeno núm. 162, colonia Granjas Esmeralda, México, D.F.
Impreso y hecho en México – *Printed and made in Mexico*

A Daniel y Andrea,
porque son el mejor regalo que la vida
me ha dado,
porque gracias a ustedes
sé lo que es el amor incondicional,
porque amo TODO lo que son...
¡¡¡tal y como son!!!

A Martha,
con mi agradecimiento
por compartir este libro conmigo,
(¡se arriesgó a que nunca la vuelvan a leer!) ☺

Contenido

Introducción

Entonces el Señor Dios dijo:
No es bueno que el hombre esté solo.
Génesis 2:18

¿Qué pasa, por qué las parejas cada vez duran menos? ¿Por qué es tan difícil la convivencia? ¿Por qué cada vez más personas dudan en comprometerse o en casarse?

Como somos amigos hace ya mucho tiempo y siempre nos hemos hecho las mismas preguntas —suponemos todo mundo se las hace—, decidimos juntarnos para escribir este libro con base en nuestras propias experiencias y, en algunos casos, en lo que escuchamos de amigos y conocidos, claro.

Aunque parezca extraño, las mujeres seguimos buscando al príncipe azul de nuestros sueños, que venga a rescatarnos para hacernos felices, y los hombres seguimos queriendo encontrar a la mujer perfecta para sentarla en la mesa familiar y cortar el pavo navideño; y es que la humanidad ha cambiado mucho, pero la pareja sigue ahí como una constante siendo la base de la sociedad y la familia.

Durante generaciones hemos estado acostumbrados a que tener pareja fuera lo obvio, a seguir un mandato social que imponía relaciones *para siempre*, y durante siglos nadie lo cuestionó. Por suerte, las cosas cambiaron, y la pareja ya no es una condena sino una decisión, y tanto mujeres como hombres podemos elegir el momento y a la persona con la cual queremos compartir nuestra vida, aunque esto también implique que no podamos dar nada por sentado. El amor por sí solo no alcanza para llegar a buen puerto; hay que echarle muchas ganas.

La vida en pareja es un trabajo diario en el que a veces hay que remar contra la corriente, ceder y resignarse, y no hay diferencia si tienes anillo o no. La convivencia, los hijos, el trabajo, los amigos, la familia, el dinero, el sexo y todo lo que abarca una vida en común pueden ser obstáculos para que la maquinaria funcione.

Pero, ¡sí se puede! Para eso (y sin morir en el intento), como personas comunes y corrientes que somos, que pasan y pasaron por experiencias de todo tipo, y hemos sido observadores de mil historias de nuestros amigos, estamos aquí para sugerirles qué hacer y qué no hacer, y evitar así caer en los errores más comunes, y encontrar alternativas que nos ayuden a abrirnos camino y llevar adelante con éxito uno de los propósitos más difíciles pero más hermosos de la vida: **Aprender a convivir en pareja.**

Esperamos que el libro les haga reír y emocionarse, y al mismo tiempo les sirva para reflexionar, como nos pasó a nosotros mientras lo escribíamos. Si ya forman una pareja, creemos que va a resultarles de enorme utilidad para cambiar lo que no esté funcionando, y si están buscando una, para que conozcan los *sí* y los *no* de lo que viene.

Allá vamos…

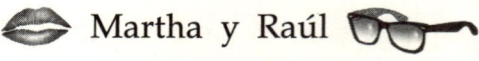 Martha y Raúl

1. El amor
¡Haz que suceda!

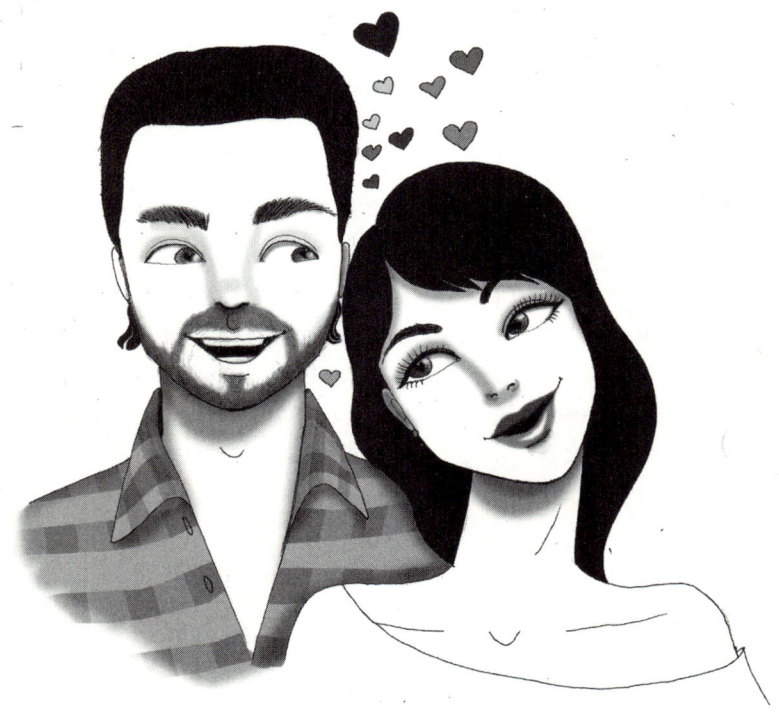

Cuando se habla de estar
enamorado como un loco se exagera;
en general, se está enamorado
como un tonto.
—Noel Clarasó

A veces nos olvidamos de lo realmente importante, de aquello que debe ser lo fundamental, el comienzo de todo: EL AMOR. Después de años de convivencia, de desgaste, de roces y enfrentamientos, muchos dejamos de lado aquello que nos unió en primera instancia y que fue el motivo real por el cual decidimos *unirnos para siempre* con la otra persona. En los tiempos que corren, el amor parece haberse vaciado de contenido y quedado relegado a una fantasía de otras épocas. Pero no es cierto, el amor sigue siendo lo mismo; aunque con el paso de los años mute y se transforme, el sentimiento es uno e inigualable.

Por eso lo primero y principal para experimentar en una relación de largo plazo es SENTIRSE ENAMORADO. Cuando las cosas se complican, el camino se hace arduo y espinoso, tenemos que volver a un sentimiento primitivo fuerte para lograr salir del torbellino. Si no puedes reponer esos momentos en los cuales ver al otro te producía cosquillas y mareos, si no tienes el recuerdo de momentos de sufrimiento porque no salieron juntos todas las noches, o te quedaste horas al lado del teléfono esperando una llamada, o que estabas clavada/do con alguien que no podías quitarte de la cabeza, seamos realistas: será muy difícil librar lo que viene. Ahí es cuando

El amor es lo único que puede sostener una relación.

• • •

Los motivos correctos

No debes ni puedes unirte a alguien por otro motivo que no sea EL AMOR. A veces nos dejamos llevar o convencer por el entorno o el apuro. No puedes caer en una relación porque él/ella sea curricular ni porque tu familia te presione, ni porque ya tienes más de treinta y pico y tienes miedo de que se te pase el arroz, ni porque tenga la cartera abultada, ni porque todos tus amigos ya tienen hijos y tú eres el único o la única que falta. O porque está buenísimo o buenísima, y te dejas llevar por el impulso. Nada bueno saldrá de una decisión equivocada, y lo que te pareció una buena idea en un principio, puede volverse el peor infierno en un abrir y cerrar de ojos.

Claro que en el amor no hay garantías. Las relaciones pueden funcionar o no por muchos motivos, y nadie tiene la seguridad de que esto vaya a pasar, pero si entendemos que la incertidumbre es parte del encanto y lo tomamos como algo positivo, en realidad puede ser un gran afrodisíaco.

Expectativas

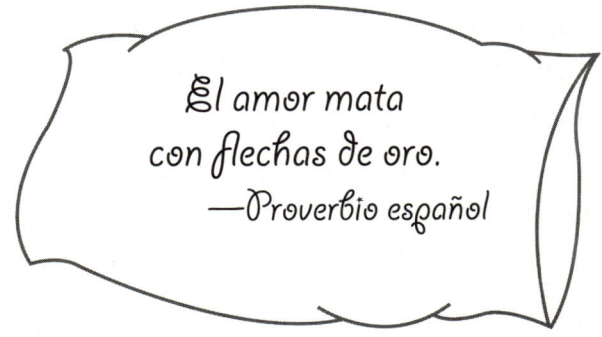

El amor mata
con flechas de oro.
—Proverbio español

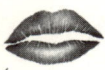

¿Qué buscamos las mujeres en una relación? ¿Qué buscan los hombres? Hay que insistir en la realidad de que cada quien fue criado de distinta manera. A nosotras nos educaron para esperar en la torre a nuestro príncipe azul. Entonces, cuando llega el hombre que creemos que llena nuestras expectativas, esperamos que sea perfecto e imaginamos que viviremos felices por siempre. Queremos que nos rescaten, nos den un beso apasionado y tener un matrimonio feliz así como así. El problema es que no somos princesas, tenemos defectos aunque nos cueste reconocerlos, y a ellos no los educaron para venir a rescatarnos y solucionarnos la vida como pretendemos.

*De hecho, a ellos los educaron jugando a los carritos, al futbol, como cazadores que deben ganarse la vida, pero no como príncipes amantes que están para hacer felices a sus damas. En este choque de creencias es donde radican muchos de los problemas futuros, por eso lo mejor es moverse de ese lugar, no esperar a que tu hombre venga a solucionarte la vida sino tener un papel más activo y una visión más realista de lo que son las relaciones. Así que deja de buscar a tu príncipe azul, esos no existen; mejor busca un **príncipe** valiente que te valore, ame, acepte como eres y quiera comprometerse contigo para juntos formar una pareja.*

Eso sí, debemos comprender que a los hombres los excita tener que cazar a su presa. Cuando conocemos a alguien, las mujeres tendemos a pensar de forma romántica, en el futuro, la casa, los hijos, los viajes, pero ellos básicamente solo piensan en SEXO. Por eso las abuelitas decían eso de 'Date a desear y olerás a azahar'.

No tiene que ver con cuestiones morales sino prácticas. Si desde el principio te acuestas con él, no lo valorará; si en cambio lo haces esperar tantito, vas generando un interés cada vez mayor, y cuando finalmente terminas en la cama, él apreciará mil veces más lo que pudo conseguir, y desde allí se podrá formar una relación sólida. Si no tiene que luchar, es posible que su interés sea efímero y solo sexual; ahora, si siente que debe hacer esfuerzos, todo el asunto se le hará mucho más atrapante y tentador y le dará un valor especial a que estés con él porque sabrá que para ti también se trata de alguien 'especial'.

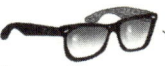

La verdad, la verdad, el amor entra por los ojos, los hombres somos muy básicos y antes de ver si una mujer tiene buen corazón, nos vamos a fijar en si tiene buenas pompas o buenas bubis. El hombre que diga

que no, está mintiendo. Nadie dice: Hola, mucho gusto, qué lindos ojos, qué lindas niñas...

Las ganas de conocerla nacen de la vista, pedimos el teléfono, preguntamos si están casadas, Ah, sí..., bueno, no importa. *Lo que sigue es el sentido del humor, que es básico; las mujeres también lo tienen:* Mira, es feito pero me hace reír.

A los hombres nos gusta que las mujeres sean dicharacheras, que tengan humor negro, que no sean sentidas, que sean sarcásticas, que digan groserías sin ser vulgares, ni demasiado específicas hablando de sexo. Y que se vistan bien. No es cuestión de dinero sino de gusto: LA CLASE NO SE COMPRA.

Los hombres siempre tenemos la fantasía de conocer a la que sí vamos a poder sentar el 24 de diciembre a partir el pavo con tu familia. No va a ser cualquiera. Inconscientemente tenemos un tipo de mujer como fijación, con ciertas características que suelen ser las de nuestras madres, y las mujeres con el padre, claro. Muchas veces hacemos un listado de las características de nuestra mujer ideal..., aunque sea ridículo, porque nosotros probablemente no nos merecemos a esa mujer: es educada, es divertida, es femenina, viene de familia bien, está buena. O sea, queremos checar todos los casilleros de la forma migratoria.

Pero ojo, a todas estas palomitas las puede neutralizar el mal sexo, o un mal beso o un mal faje, y borrar todo lo bueno. Y al revés, el buen sexo le gana a todo, te amarra; aunque seguramente va a ser una relación pasajera, se le atenderá en el taller, pero si no puedes palomear la lista, no va a ser la mamá de tus hijos.

Aunque el amor se transforme, es la base de la pareja. Cuando te enamoras no hay dudas, ves ponis lilas y corazones de colores. Al principio tu pareja no tiene defectos, luego dices es humano, luego te parece que tiene más defectos que virtudes, pero le amas Y NI MODO, es lo que hay.

Además, si vuelves a empezar en una segunda y tercera vuelta, seguramente va a ser lo mismo, porque chavos: MUJER QUE NO CHINGA ES HOMBRE.

Fases del amor

El amor del hombre es en su vida una cosa aparte, mientras que en la mujer es su completa existencia.

—Lord Byron

Todos vamos pasando por diferentes etapas que pueden ser fácilmente reconocidas. La primera es el ENAMORAMIENTO. En esta fase lo que prevalece es la química, debe haber un verdadero *CRUSH*. Tu pareja tiene que parecerte bella y súper atractiva. En las mujeres, la atracción muchas veces empieza por el olfato… y en los hombres por la vista.

Como el enamoramiento es realmente ciego, sordo, mudo y testarudo, sería muy útil que, antes de buscar una pareja en serio, hiciéramos una lista en frío sobre lo que *sí* y lo que *no* aceptaríamos en un hombre o de una mujer, para luego no marearnos por el elíxir de la pasión y poder identificar en qué estamos dispuestos a ceder y en qué no.

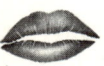

Cosas que pueden pasar:

- *Cuando él es un controlador y tú crees que solo se está preocupando por ti, en lugar de ver que lo que no quiere es que tú hagas tu vida.*
  Él: —¿A dónde fuiste ayer en la noche?
  Ella: —Te dije que iba a ver a mi amiga Laura, la de la universidad...
  Él: —Ay, mi amor, es que no me gusta que manejes sola de noche. Sabes lo peligrosa que está la ciudad...
  Ella: —Sí, tienes razón, no lo voy a hacer más.
- *Cuando miente todo el tiempo, y piensas que lo hace para no inquietarte.*
  Ella: —Mi amor, me dijo mi hermana que te vio

en el club el miércoles y que no la saludaste, ¿no era cuando tenías una junta importante?

Él: —Ah, no la vi. Suspendieron la junta y decidí irme a hacer ejercicio un rato. Dile que me disculpe.

- *Cuando toma demasiado, piensas que necesita relajarse.*

Ella: —¿Te vas a tomar otro whisky? Es el quinto...

Él: —Ay, amor, tuve una semana muy estresante, necesito dormir bien al menos una noche.

Ella: —Ok, tienes razón, espera que te traigo más hielo.

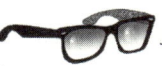

¿Pero cómo? ¿No que te gustaba que fuera pedote, machote, golfo y salidor????

Ellas se hacen las alivianadas y después ¡resulta que todo lo que les gustaba al principio te lo echan en cara! Ah no, eh... si saben con quién se están emparejando, después no hay quejas.

Y luego...

Todas estas cosas pasan porque en la etapa del enamoramiento el otro es PERFECTO, te gusta todo lo que es y lo que hace y no lo puedes controlar porque es algo químico, es como una droga natural. No puedes dejar de pensar en él o ella, se vuelve como una obsesión y nada ni nadie es más importante. El deseo es constante y te imaginas teniendo sexo en todos los escenarios posibles, aunque ni siquiera lo hayan hecho todavía. Es el ÚNICO ser humano que te interesa.

Pero… poco a poco el efecto se va neutralizando, dejas de estar en la luna, tocas Tierra y empiezas a ver sus defectos. Cada uno va volviendo a su mundo. A veces a las mujeres les cuesta entenderlo, y lo viven como una agresión. Piensan que dejó de quererla porque en vez de dieciocho mensajes le mandó quince. Es duro aceptar que la nube se va deshaciendo y asomó la realidad. A los hombres les cuesta menos, son más apegados a la realidad, y no tan dependientes. En este proceso de replanteamiento de la relación hay dos opciones:

a. Te cae el veinte y te das cuenta de que no era más que un enamoramiento pasajero, y que no puede sostenerse a largo plazo.

b. Trasciendes el enamoramiento y pasas al amor verdadero.

Uno se enamora de las coincidencias, pero aprende a amar las diferencias.

• • •

Si sucede la opción B, entonces empieza el trabajo arduo de mantener la pareja, y para ello, hay tres ingredientes básicos en el amor:

ACEPTACIÓN: uno debe aceptar al otro como es, nadie cambia porque se lo impongamos, excepto que sea un deseo personal. ¿Cuántas veces no escuchamos o dijimos: *Conmigo va a cambiar, ya verás?* Esto es mentira y lo sabemos.

ADMIRACIÓN: es necesario estar orgullosa/so de tu pareja. El hombre, por naturaleza, necesita ser admirado porque es una forma de sentirse amado. Si la mujer lo ve como el *estúpido* que tiene al lado, no se va a poder sostener; puedes admirar lo que sea: la bondad, la generosidad, la capacidad profesional, la calidad moral; y si un hombre no admira a su mujer, si no piensa que es guapa, sexy, divertida, inteligente y buena madre, entonces va a querer salir huyendo a los pocos meses.

EMPATÍA: es muy importante que el trato sea parejo y mutuo, que tratemos al otro como nos gusta que nos traten a nosotros. Hay que intentar ponerse en los zapatos de nuestra pareja para ver cómo se siente, y lograr la empatía aunque piensen distinto.

Un proyecto en común

Algo que a veces no se tiene en cuenta es el proyecto en común. Con una persona puedes tener buen sexo, valores compartidos, el mismo sentido del humor, pero si no hay acuerdo en lo que se quiere para el futuro es imposible formar una verdadera pareja. Si juntos hacemos acuerdos previos, sentiremos que hay complicidad y un vínculo fuerte.

Es un error grave pensar que se puede hacer cambiar de opinión a alguien así como así; no es que la gente no cambie, pero no puedes basar tu relación en una convicción equivocada sobre tu poder para lograr que tu pareja termine por aceptar algo que desde un principio no quería.

Si un divorciado con hijos no quiere procrear más, pero tú sí, piensen como pareja si de verdad están dispuestos a ceder en eso, porque echarte el volado de intentar convencer al otro de tener una familia numerosa implica demasiados riesgos y sufrimiento.

Y así con todo, si él quiere retirarse a la playa o al campo, y ella no puede imaginarse la vida lejos de la ciudad; si ella quiere dar la vuelta al mundo y él les tiene fobia a los aviones y detesta el turismo, es mejor saber dónde estás parado desde el principio para poder tomar la decisión correcta cuando sea necesario.

Lo que ocurre entre dos, nunca es responsabilidad de uno.

• • •

¿Para toda la vida?

El amor para que dure ha de ser disimulado.
—Dicho popular mexicano

Fuimos educados para tener una pareja *para toda la vida*, pero la idea del matrimonio no surgió como un factor de felicidad sino por conveniencias económicas. Por eso la felicidad no es una cláusula del contrato matrimonial sino un trabajo arduo y conjunto. La plantita hay que regarla todos los días, si no, se muere.

Recuerda, para poder amar es necesario amarse a uno mismo. El amor es, además, una actitud, una predisposición. Donde esté tu atención estará tu energía, y donde está tu energía, es donde las cosas pueden crecer. Tienes que amar a tu pareja todos los días. Si solo ves los defectos del otro, al poco tiempo vas a terminar alucinándolo; si en cambio piensas en todo lo bueno, hasta en lo más sutil que ves que tiene, mantendrás el estado amoroso. Todo lo que no te guste puedes trabajarlo mejor desde el amor que desde la agresividad. Las mujeres pueden convertirse en brujas muy perversas con demasiada facilidad, y los hombres en unos verdaderos cabrones... De ahí que se diga:

Las formas hacen al contenido.

• • •

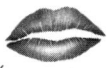

Eso sí, no confundamos amor con falta de conflicto. Es imposible pensar en una pareja que no tenga broncas por tal o cual cosa, sobre todo por periodos. Desconfía de esa amiga (todas tenemos una) que te dice que con su marido todo es miel sobre hojuelas: MIENTE. Nadie se lleva bien con su pareja SIEMPRE; desconfía tam-

bién de ese amigo que dice que jamás volteó a ver a otra vieja, es imposible.

La felicidad de la pareja no radica en una calma constante, eso sería tremendamente aburrido; por el contrario, las diferencias le agregan sal y pimienta a la vida. Si quieres una relación plana, ¡cásate con el perro! Lo importante es superar las diferencias y obstáculos que se nos presentan día a día, sin taparlos, sino enfrentándolos y llegando a la mejor resolución posible.

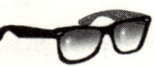

No hay palabras más pesadas y lapidantes que NUNCA, JAMÁS y PARA SIEMPRE. La única forma de afrontar el amor es con el SOLO POR HOY. Hoy es hoy y solo puedes ocuparte del presente. La vida es un enigma y nunca sabes lo que puede pasar, no hay que futurizar porque da vértigo, da ansiedad y terminas tomando chochos.

Para siempre es mucho tiempo, ¿hasta que la muerte nos separe? Noooooo... **Hasta que no se pare... o dura lo que dura.**

No, hablando en serio, uno elige día a día; lo que no debes hacer es descuidar el presente por estar pensando en el futuro.

Lamentablemente, la pareja no funciona como un reloj que, como tiene garantía, vas a la tienda y pides que te lo cambien por otro. Ni modo que vayas con la madre de tu vieja y le pidas que te la cambie por la hermana...

Actividades para hacer en pareja

Una manera práctica y efectiva de evitar ese alejamiento que, en ocasiones, el paso de los años produce en las relaciones, es buscar actividades que resulten estimulantes para hacer en conjunto. Si alguien de los dos quiere hacer buceo, golf, cocina, Cábala, jardinería, Pilates, francés, yoga, curso de literatura, de historia o de religión, o lo que se nos ocurra, es una excelente opción hacerlo juntos. Así tendremos un espacio de encuentro que no tenga que ver exclusivamente con nosotros, y compartiremos un interés externo que nos unirá como jamás imaginamos. Probar no cuesta nada y los resultados podrían sorprendernos gratamente.

Lo que no debemos dejar de hacer, aunque sea de vez en cuando

- Darle un regalito al otro nada más porque sí, aunque sea una flor.

- Hacerle el desayuno y llevárselo a la cama cualquier día, como sorpresa.

- Vestirnos especialmente, aunque no vayamos a salir.

- Preparar una velada en casa, cocinar rico y sorprender al otro cuando llegue.

- Armar un fin de semana solos en cualquier sitio, puede ser acampando.

- Bailar en la sala, en la cocina o el comedor.

- Jugar un juego, el que sea, que divierta a ambos.

> *En cosas del amor,*
> *la constancia es necesaria,*
> *la fidelidad un lujo.*
> *—Massimo Taparelli d'Azeglio*

Monogamia

Tener una sola pareja eternamente no es natural en el hombre; de hecho, son pocas las especies animales monógamas. O sea, los humanos no estamos genéticamente diseñados para la monogamia. Por tanto, es razonable y lógico sentirnos atraídos por otras personas, es una cuestión de química cerebral que va más allá de nuestra voluntad.

El punto aquí es, ¿qué haces con esa atracción?, es decir, si solo te gusta alguien, ¿lo reconoces y te contienes?, ¿será algo normal y aceptable? Lo que hagas con esa atracción es lo que marcará la diferencia. La fidelidad no es intrínseca a la relación, es una decisión de vida.

¿Por qué habría que serle fiel a la pareja?

1. Si eres infiel, aunque el otro no lo sepa, algo en la pareja se rompe. Tu energía queda dividida, y esa unión formada por una pareja de años, puede romperse hasta solo por un beso con alguien más.

2. Porque si el otro se entera, causas un dolor enorme que te afectará también a ti por la culpa que te produce ver al ser amado sentirse traicionado.

Al principio de una relación ni te pasa por la cabeza ser infiel, no te dan ganas siquiera de mirar a alguien más, porque todo tu ser está entregado a la persona de la que te enamoraste. Pero conforme pasa el tiempo y te acostumbras a tu pareja, se conocen, entras en la rutina, y pueden aparecer tentaciones que antes te parecían impensables. Además, como decían las abuelas, sabemos que: *Toda escoba nueva barre mejor.*

La idea es no caer, porque cuando tropiezas el gran peligro es que se rompa la magia que hay entre los dos. En las matemáticas del amor, siempre lo nuevo suma más porque estás en la etapa del enamoramiento, y comparar a tu pareja con la tentación de lo peligroso y desconocido la deja en una situación de total desventaja.

Correr una carrera con un Ferrari puede ser un sueño muy atractivo, pero peligroso, claro, porque siempre puedes colisionar; pero andar en el clásico, con el que tienes historia, es un gran tesoro que no se compara con nada. Solo que al clásico también hay que hacerle mantenimiento, alineación y balanceo, hojalatería, pintura y unas buenas lavadas de vez en cuando, así el Ferrari no resultará tan tentador.

Infidelidad

Suspiras cerca de mí,
seguro que no es por mí.
—Dicho popular mexicano

La lealtad y la fidelidad van de la mano
(a pesar de lo que digan algunos)

Dicen que las mujeres somos infieles por falta de atención de nuestro hombre, nos deja de consentir, de atender y cuidar, y ante palabras bonitas acabamos cayendo en la seducción... Los hombres, en cambio, suponemos que son infieles porque necesitan ser admirados, y en cuanto sienten una mirada de adulación se les despierta el instinto de conquistadores. Ante estos factores de riesgo para una relación, es necesario que él se encargue de hacerte sentir viva con detalles, palabras, viajes o caricias, y que tú no dejes de hacerle notar sus fortalezas.

Es cierto que los hombres son capaces de ser infieles solo por el sexo, sin que medie vínculo amoroso alguno. Hay quienes minimizan estos actos, pero es necesario que todos sepamos que tienen sus riegos, que aunque practiques sexo seguro existe la posibilidad de enamorarse de alguien más.

¿Cómo descubrirlo si sucede? Cuando los hombres se enamoran, son bastante obvios: cambian su actitud, generan distancia, bajan de peso, se arreglan, se cortan el pelo y se ponen guapos; esto puede tomarse como indicios, pero no quiere decir que siempre que lo hagan es porque tengan una aventura o se estén enamorando. Claro, puede ser algo pasajero, pero si se convierte en una relación amorosa, y él se queda contigo solo por los hijos, no debes permitirlo, aunque duela. La familia la constituye la pareja, si no hay pareja sabemos que no hay familia, y lo mejor será que cada quien rehaga su vida.

La importancia que damos a la fidelidad debe ser conversada desde el primer día, porque al inicio de la relación todo es miel y placidez, a nadie se le ocurre siquiera pensar en la infidelidad, no hay queja alguna al respecto. Desde el comienzo deja bien en claro cuán importante es para ti este tema.

A algunas personas las infidelidades físicas no les afectan, piensan que es algo natural y pasajero, pero, ¿cómo controlas el corazón? ¿Qué pasa si empieza como algo meramente sexual y termina en amor? El corazón se expande y no se controla. Por eso lo mejor es evitar caer en tentaciones cuando estás comprometida con alguien.

Aunque parezca difícil, todos podemos decirle no a los peligros y sí a nuestra pareja.

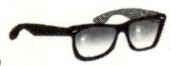

La infidelidad es ser desleal con uno mismo, estás siendo deshonesto contigo y con el otro, pero es una opción cien por ciento personal, porque no le pides permiso a tu pareja para encamarte con otra.

La infidelidad es parte de la inseguridad de uno, es para demostrarte que todavía puedes, que eres deseado, buscas admiración. Los tiempos han cambiado tanto que hoy en día hombres y mujeres estadísticamente son casi igual de infieles.

No existe la justificación para la infidelidad. Si eres infiel eres infiel, no puedes alegar que no te prestan atención, no te quieren, ya no hay sexo... La neta es que no existe ninguna excusa válida.

Antes de ser infiel, la mujer avisa con diferentes actitudes, palabras, señas muy obvias de no me des-

cuides, atiéndeme, ámame, valórame. *Es diferente del hombre, que lo hace para demostrar que tiene varias velitas encendidas, aunque ni siquiera pueda soplar una bien soplada.*

La mujer siempre tiene un propósito con el sexo: está buscando cariño, afecto. No tiene sexo porque sí, siempre está involucrado el corazón. Nunca es cierto cuando dicen que solo quieren sexo, tarde o temprano hacen algún reclamo.

El riesgo de ser infiel es encularse y que ya valga todo: la dignidad, el hogar, los hijos, el dinero. Cuando el hombre se encula, es cuando más pendejadas co-mete. Pero el hombre sí puede tener sexo porque sí, sin sentimientos, es como echarse un tentempié. Somos iguales, pero no en eso...

El hombre aplica el preperdón: Me perdono que me voy a dar a esta dama; *y el postperdón:* No tuvo im-portancia, pasó y listo, *para evitar la culpa. No hay conciencia ni reflexión antes de hacerlo, se deja llevar por la cabeza, Y NO POR LA DE ARRIBA... Se justifica, diciéndose a sí mismo que es solo sexo, que en su casa no se lo dan, que no tiene importancia, es pasajero,* nos salió aunque yo no quería, *además,* ojos que no ven, corazón que no siente.

Si en tu casa solo recibes quejas y reproches, y de repente llegas a la chamba o al club y cualquiera te dice qué guapo estás o qué bien hueles, es posible que caigas, pero es mejor evitarlo porque de verdad puedes perder lo que más amas por algo sin sentido. Además, siempre que los hombres se van con otra, la nueva no le llega ni a los talones a la de siempre.

¿Qué pasa si lo cachas?!?!?!?!

*Los hombres engañan
más que las mujeres;
las mujeres, mejor.*
—Joaquín Sabina

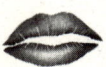

Si te enteras de que el otro te fue infiel duele a madres, sientes que todo tu mundo se derrumba encima de ti, se rompe la confianza. Y tienes dos opciones:

- *Dejar la relación*
- *Trabajar la relación*

Antes de dejar una relación de años tienes que valorar bien si de verdad vale la pena. No puedes tirar tu vida por la borda así como así, necesitas buscar que él se sincere y te diga qué le llevó a actuar así. Tal vez él no tuvo motivos más que una calentura y tú prefieres decirle adiós, o tal vez descubras causas que ni siquiera habías imaginado, como que te des cuenta de que hace tanto que no tienen sexo, que ya ni te acuerdas cómo se siente, o te volviste una bruja agresiva que no es buena onda ni para dar los buenos días; o tal vez no, diste lo mejor de ti pero no alcanzó. Siempre, en todos los casos, un porcentaje de responsabilidad lo tiene una misma. Hay que hacerse cargo de averiguar bien por qué se dio la infidelidad.

Ahora, si decides quedarte en la relación, debes hablarlo un millón de veces, llorarlo, gritarlo, pegar en la pared para sacar tu dolor, pero una vez que decides que hay una segunda oportunidad, debes intentar no sacar el reproche constante porque estar con la misma cantaleta durante años solo generará rencor y distancia y más dificultad para sanar las heridas. Trabájalo con él o en tu terapia, pero da vuelta a la página, pues si no, vas a vivir en el infierno cargando tú esa infidelidad de por vida. Claro que debes cerciorarte de que él siga amándote, y que sea por eso que se queda, porque SI HAY AMOR TODO ES POSIBLE.

¿Qué pasa si cachas a tu vieja?

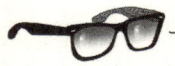

Lo mejor es no enterarse, pero el problema es que cuando cachas tienes que decidir qué hacer. Y lo malo es que a la mujer se le nota porque no sabe esconder. Por eso mejor no busques, porque el que busca encuentra.

¿Y si te cachan?

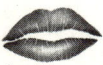

Lo más natural es NEGARLO HASTA EL FINAL. Si caes en la tentación debes ser inteligente y borrar todo, pero si no lo hiciste y hay evidencias como fotografías, correos electrónicos o mensajes, ¡PIDE PERDÓN! Y decide adultamente si de verdad quieres luchar para salvar las cosas o si lo hiciste como un modo de salirte de mala manera de ella.

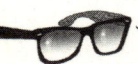

Si te cachan, NIÉGALO. Si de verdad ya no puedes porque hay mails, fotos o mensajes, también NIÉGALO. Si de plano no puedes, entonces minimízalo y di que fue solo una vez y pide perdón.

Ley de la vida: una vez acéptalo y todas las demás niégalo hasta que te entierren cuatro metros bajo tierra. Y luego ruégale a Dios que se le olvide porque de-

bes tener en cuenta que la mujer perdona pero no olvida. Eso de borrón y cuenta nueva no vale ni madres.

Ellas no son HISTÉRICAS, son HISTÓRICAS. Van a estar echándotelo en cara los próximos treinta años, y van a seguir mentándote la madre sobre tu tumba...

POR ESO, UN MAL CONSEJO: AGUÁNTATE LA TENTACIÓN SI NO QUIERES TENER PROBLEMAS.

Y SI NO PUEDES, BORRA TODO. Mail *que abres,* mail *que tiras; si sacas fotos, que sean sin cabeza, y si abres una foto, te das un jalón y las desapareces para siempre. Nada de guardarlas para presumirles a tus amigos.*

Tipos de infidelidades

Hay dos clases de infidelidades:

1. Para romper la dieta, es decir, darse un gusto que haga olvidar la rutina, sentirse sexy y deseada o deseado por alguien más.

2. Como venganza porque estás enojada o enojado por algo que hizo tu pareja.

En ambos casos tienes que darte cuenta de que es destructivo, y si dejas evidencias, está claro que inconscientemente estás queriendo causar dolor. Es importante entender por qué uno está haciendo lo que hace, y qué es realmente lo que quieres, si estar en la relación o buscar la felicidad en otro lado.

Crisis

El que a los veinte no atora, a los treinta no se casa, ni a los cuarenta es rico, a los cincuenta dobla el pico.
—Dicho popular mexicano

Es obvio que a lo largo de los años todas las parejas atraviesan crisis, es parte de la relación, del crecimiento y de la mutación del amor. Para entender las crisis es necesario que sepamos que cada edad tiene sus características, y eso provoca diferentes problemáticas. No eres el mismo a los veinte que a los treinta ni a los cincuenta.

En los veinte tienes toda la libertad con muy poca responsabilidad, puedes soñar, es una etapa de aventuras, no te importa tener solo un colchón y una taza, y lo único que vale es el amor. Puede que uno de los puntos de conflicto sea que alguno de los dos quiera algo más formal, y el otro desee seguir en la liviandad por un tiempo más; y como eres muy joven, todo se resuelve con bastante facilidad.

En los treinta, la presión social empieza a ser más fuerte, se espera de ti un desarrollo económico, cierto cambio de las comodidades, que sientes cabeza. El hombre tiene la responsabilidad de demostrar que puede mantener un hogar y a la mujer, aunque en estos tiempos ella también aporta económicamente. En el caso de la mujer, comienza a sentir la presión del reloj biológico, y después de los cuarenta las posibilidades de ser madre se reducen. Si no tienes cierta posición y comodidades, o alguno de los dos no quiere tener hijos, es posible que surjan problemas de cierta gravedad.

A los cuarenta, si hay hijos, están hace rato, y se supone que todo está bien establecido, pero uno de los grandes conflictos es haber caído en la monotonía, el aburrimiento, y permanecen juntos solo por los hijos o por costumbre. Se da por sentado todo lo del otro, se pierde la conquista y la seducción, y la relación entra en una meseta de la cual es muy difícil salirse si no hay voluntad de ambas partes para luchar por el reencuentro. Por eso es importante seguir los consejos sobre la sexualidad, tratar de viajar, salir y divertirse, tomarse unas copas de vez en cuando, ir a fiestas, bailar, hacer deporte... NUNCA perder la alegría de vivir, ni la conexión, ni el romance.

A los cincuenta, ¡si es que llegas!!!!!!!!, te enfrentas a la verdadera prueba de fuego. EL NIDO VACÍO. Cuando los hijos se van (si es que hay), la mujer entra en la menopausia, el hombre en la andropausia; debes tomar conciencia de si verdaderamente hay una relación o duermes con un extraño. Es un momento álgido y hay que tener mucho valor para enfrentar una situación tan dura. Pero también tienes la oportunidad de volver a gozar la relación sin presiones externas, de encontrar momentos de diversión y puro placer, y de redescubrir la sexualidad desde otro lado.

Lo importante de las crisis es enfrentarlas, dialogar, ser honestos el uno con el otro y con nosotros mismos para poder entender si es algo pasajero o radical. Por lo general, platicando y reflexionando, podremos entendernos a nosotros y a nuestra pareja y encontrar soluciones que nos lleven a buen puerto; para ello, es necesario que pongamos toda nuestra energía y buena voluntad, que busquemos el amor que sentimos alguna vez, y reforcemos la unión y el diálogo.

La diferencia de edad

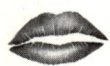

Durante siglos solo se aceptaban relaciones entre un hombre mayor y una mujer más joven, porque se concebía a la pareja solo para la reproducción, y este modelo lo permitía por cuestiones biológicas. Pero la historia ha cambiado y las parejas buscan estar juntas más allá de tener hijos o no, por lo cual las mujeres también se dan la oportunidad de estar con hombres más jóvenes. ¿Quién no añora unos lindos six pack*?*

Los prejuicios continúan y la sociedad sigue señalando a las parejas disparejas porque hay gente que permanece sin darse cuenta de que en el amor ni la edad, ni la celulitis, ni las canas, ni el color o la religión tienen importancia. A las mujeres que andan con chavos más jóvenes muchas veces se las llama cougars*, una forma muy despectiva que demuestra que piensan* que no va a funcionar. Pero cada uno sabe lo que quie-re y por qué elige estar con quien está, sin que importe lo que digan los de afuera.

El corazón no envejece, el cuero es el que se arruga.
—Dicho popular mexicano

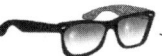

Aunque se quiera ir en contra del tiempo y de la grave-dad, NO SE PUEDE. Si tienes una relación en la que hay quince o veinte años de diferencia, en algún momento el tiempo pasa su factura, y alguno de los dos será enfermero del otro, o cuando alguien está en deter-minada etapa y tiene deseos de vivir ciertas cosas, el otro ya pasó por ahí. Por ejemplo, si él es muy mayor, y ella está en su despertar sexual, él le pedirá: ¡relájate tantito, porfa! O ella, tarde o temprano, aunque pri-mero diga que no, querrá tener hijos... Por eso, si vas a andar con una mujer mucho más joven, ¡lo primero es hacerte la vasectomía!

En serio, a veces, a cierta edad y después de muchos años de pareja estable, los hombres tenemos la casa nueva, el coche nuevo, los palos de golf nuevos, y la vieja... de SIEMPRE. Entonces soñamos con el Porsche descapotable, la rubia joven y despampanante, y la pasión desenfrenada.

Pero chavos, seamos realistas, eso solo se da en las películas. Las mujeres a los cuarenta es cuando mejor sabor tienen, cuando más sexys están. Además, ¡qué güeva tener que platicar con una de veinticinco por más de dos horas! Así que mejor valoremos a nuestras viejas, y no soñemos con Barbies que podrían ser nuestras hijas... Aunque no deja de ser cierto eso de que para el amor no hay edad, eh.

Y mujeres queridas, está bien que anden con hombres más jóvenes, que se den el gusto, pero la regla de oro es: si andas con uno muy jovencito, NO PONGAS NADA A SU NOMBRE.

Más allá de las crisis personales están también las crisis en la pareja. Hay periodos en que es difícil la convivencia y todo se junta. Antes hasta se hablaba de la comezón del séptimo año..., hoy se dice que esa comezón empieza desde el tercer o cuarto año, y solo nos darán estabilidad el amor, las ganas de superar las diferencias y el estar conscientes de que la relación que se trabaja todos los días es la que saca a la pareja adelante.

Qué sí y qué no: lo que te vale y lo que nunca debes permitir

Aquí entran los valores personales, realmente cada quien sabe lo que sí está dispuesto a aceptar y lo que no, pero hay ciertos puntos que deberían ser universales porque van contra la integridad de las personas.

NO ACEPTO:

- Sexo no consensuado: si algo no te gusta o no lo quieres, pon límites y di NO.
- Una economía desequilibrada: que uno viva con lujos y comprándose todo lo que quiere, y el otro pase privaciones porque no gana el dinero suficiente.
- Chantaje, manipulación y control.
- El conformismo: no olvidarse de que eras una persona con inquietudes, amistades, deseos. Es cierto que uno cambia, pero no puedes perder la sonrisa, ni la actitud, ni la alegría, no debes convertirte en alguien más. Recupera a la persona que eras cuando se enamoraron.
- Infidelidad.
- El descuido y perder el sentido del humor.
- Maltrato verbal o físico.

SÍ ACEPTO:

- Que no pierda su libertad ni su mundo.
- Su noche de amigas/os
- Su domingo de futbol, o cualquier otra cosa que le guste hacer/ o su tarde de cine con las amigas.

- Su cajón privado.
- Su Twitter, su Facebook, su Instagram.
- Sus ganas de verme sexy y no siempre con un camisón de abuelita.
- Su iniciativa al hacer el amor.

2. Las emociones
Parecidos, sí; pero, ¿iguales?!?!?!?

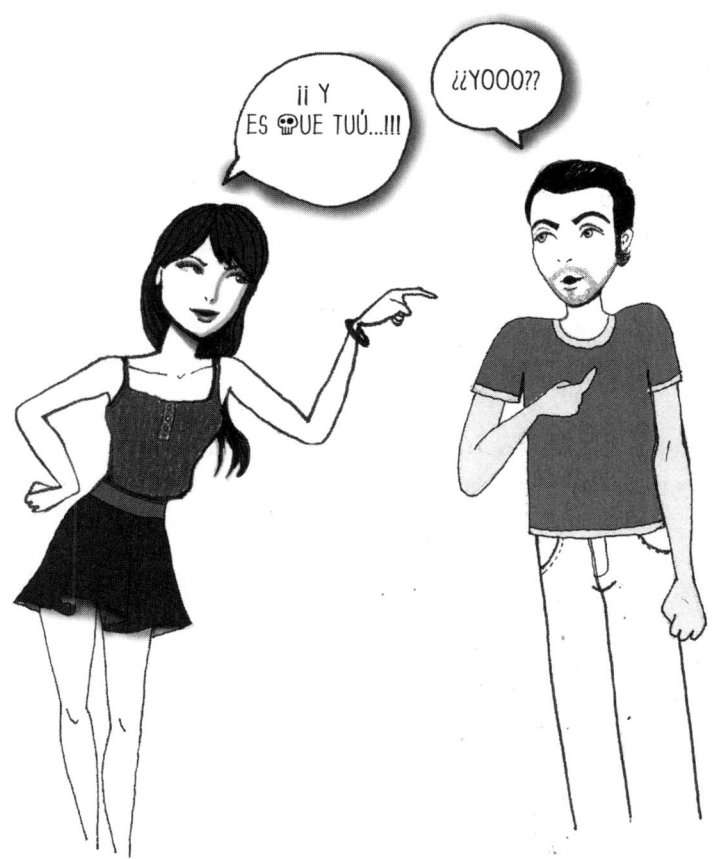

La vida es muy corta
como para
gastarla inútilmente peleando.
—Buda

urante años las mujeres lucharon por ser reconocidas como iguales ante los hombres, pidieron igualdad de derechos y oportunidades laborales, y en muchos casos lo lograron, aunque sigue habiendo sociedades que consideran a la mujer como un ser inferior. Pero hay una realidad: las mujeres y los hombres no son iguales, no solo físicamente, lo que es obvio, sino principalmente en el aspecto emocional.

Muchos estudios han demostrado que lo que realmente pasa es que el cerebro de hombres y mujeres no es exactamente idéntico, y debido a esa razón no podemos ver el mundo de la misma manera.

Si logramos convencernos de que pensamos y sentimos diferente, vamos a comprender por qué a veces nos cuesta tanto *entendernos*. Por lo general, reaccionamos de maneras opuestas ante un mismo hecho y las razones, finalmente, son fisiológicas.

¿En qué somos diferentes hombres y mujeres?

Por lo regular, los hombres hacen una cosa tras otra, mientras que las mujeres pueden hacer cinco cosas a la vez, aunque en ocasiones se pierden tanto en los detalles que les cuesta más esfuerzo terminar lo que empezaron.

Los hombres son más cerebrales, quieren saber razones y motivos de lo que está pasando, mientras que las mujeres son más intuitivas y muchas veces hacen cosas sin que haya un razonamiento de por medio.

Las mujeres piensan desde el corazón y por eso suelen ser más empáticas que los hombres. Los hombres son más agresivos y suelen ir de un punto a otro con la convicción de lo primero que se les ocurrió. La mujer da más vueltas, es más estratégica.

Los hombres tratan de vencer y las mujeres de agradar. Los hombres quieren que les digas las cosas con la menor cantidad de palabras y a las mujeres les encanta desarrollar sus ideas y ser escuchadas. Los hombres prefieren hablar poco y actuar más.

Los hechos son más relevantes que las palabras para ellos y para ellas sucede todo lo contrario. Los hombres están interesados en los objetivos, en cambio las mujeres disfrutan de los procesos.

Los hombres quieren saberse necesitados y admirados, mientras que las mujeres desean sentirse amadas y cuidadas.

Tener en cuenta estas diferencias será una parte importantísima para el buen funcionamiento de la pareja (y también de las relaciones amistosas, laborales y familiares en general).

Los hombres y las mujeres somos distintos, pero eso también es parte del encanto.

Cómo ser mujer y no morir en el intento

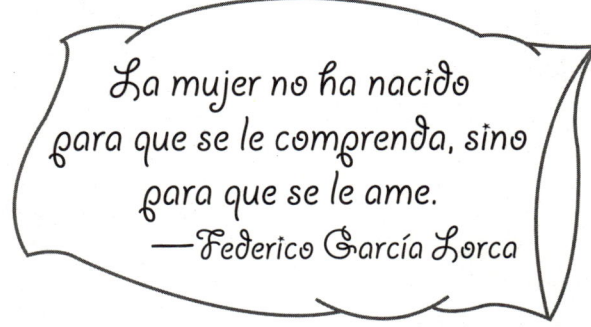

La mujer no ha nacido para que se le comprenda, sino para que se le ame.
—Federico García Lorca

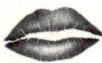

El mundo ha cambiado tanto que, como mujeres, nos sentimos confundidas. Antes solo se esperaba de nosotras que fuéramos buenas madres y amas de casa, que supiéramos cómo hacer feliz a nuestro hombre y cuidar a la familia. Pero esos días hace tiempo terminaron porque quisimos ser independientes y libres, y en ese camino, muchas, ya no supimos cómo vivir nuestro ser de mujer.

¡¿Qué no entienden ellos de nosotras?!

Que el que seamos activas y liberadas no quiere decir que no necesitemos mimos y apapacho; sí queremos que nos abracen y nos cuiden, por más autónomas o profesionales que seamos. Busquemos el equilibrio, no dejamos de ser fregonas por querer ser protegidas. Entendamos bien quiénes somos, pensemos quiénes queremos ser y qué lugar le damos a nuestro hombre, porque él también se confunde. Si no estamos bien con nosotras mismas, si no sabemos lo que queremos, difícilmente lograremos transmitirle a nuestra pareja la forma en que realmente deseamos ser tratadas, amadas y consentidas.

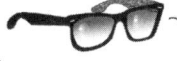

¡¿Quién las entiende?!

Los hombres somos básicos e infantiles y las mujeres se toman todo demasiado a pecho. De repente ves a tu vieja llorando en el súper y no entiendes nada, pero después te das cuenta de que está llorando porque vio un salami que le trae recuerdos de su abuelita...

Así son ellas...

La culpa: esa maldita costumbre

Ay, la culpa, ese gran enemigo que nos ataca de repente. A veces nos viene el ataque de *¡Oh, soy el peor de los seres humanos!*, y nos sentimos responsables de todo lo malo que pasa a nuestro alrededor, sobre todo de los problemas de pareja. Por el contrario, hay personas cuya cabeza trabaja sin parar, convenciéndose de que el otro es el culpable de TODOS los problemas, las peleas o cualquier aspecto negativo de la relación. Así nunca llegamos a nada.

Hoy en día la pareja es dinámica, y como tal, sus responsabilidades están repartidas. Y no funciona echar la culpa, hacer sentir al otro que está en falta constante, que nos debe algo. A la larga todo vuelve y se generan rencores.

Somos responsables del 50 por ciento de lo que sucede, aunque sea nuestro 100 por ciento. A veces es difícil hacer entender a nuestra pareja que las cosas funcionan así, y que no debemos darnos por vencidos; victimizarse tampoco lleva a nada. ¡Liberémonos de la cadena de culpas propias y ajenas!

Muchas personas usan la culpa para manipular y chantajear, pero eso ¡NO FUNCIONA! porque el resultado dura muy poco. Culpabilizar no sirve de nada, solo nos aleja, nos pone de malas y no genera cambios. Además…

Nadie te hace lo que no permites que te hagan.

• • •

Asertividad: no la olvides

> Satisfacción no pedida,
> acusación manifiesta.
> —Dicho popular mexicano

¿Cuántas veces nos frustramos porque nuestra pareja no nos entiende? ¿O porque no hace las cosas como nosotros queremos? Seguramente muchas.

Ser asertivo es NO SUPONER. La clave es saber pedir, siendo específicos y directos, tanto en lo concreto como en lo emocional. Nuestro amorcito no puede adivinar qué queremos ni cómo lo queremos. ¡Acuérdense!, no somos iguales: mientras una mujer barre, ayuda a los hijos con la tarea, habla por teléfono y mira la telenovela, un hombre solo puede caminar pero no saludar al mismo tiempo. Los varones no son *multitasking*.

En el pedir está el dar

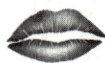

Antes de reclamar seamos claras y directas. Si necesitamos leche, pidamos leche; no esperemos que él se dé cuenta de que no hay cuando vaya a hacerse un café y por iniciativa propia vaya a la tienda a comprarla. No irá, va a tomarse el café solo. Así que cuando quieras algo, pídelo, sea lo que sea, y de manera positiva. Verás cómo te da excelentes resultados.

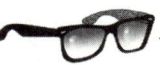

Aunque tratemos de ser asertivos es MUY difícil, porque NUNCA sabes lo que piensan las viejas. Por eso la única manera de saber lo que les gusta ES PREGUNTARLES. Ni modo que sepamos que quieren que las apapachemos cuando nos están gritando porque no tendimos la cama. Pero fíjate, porque puede ser, eh...

Perdón vs. rencor: ¿de qué lado estás?

Empecemos por admitir que pelearse tiene su gracia, porque cuando hay ganas de pelear hay pasión, y eso habla de que la pareja **está viva**.

¿Qué ganamos con quedarnos enojados y guardar rencor? Seguramente un buen dolor de panza durante varios días, porque lo que uno no echa para fuera se queda en el cuerpo haciendo ruido, generando enfermedades, más enojo, y luego nos cobra doble. El resentimiento es el peor veneno de una relación. Sigues RE-sentido, RE-cagado, RE-venenoso y, al final, ¿de qué te sirve? ¡De nada! El único que se la pasa "podrido" es el que anda "resentido."

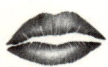

Lo ideal es decir en el momento por qué estás molesta, sacar tu coraje, decir qué no te gustó y por qué, es la única manera de liberarlo para no andar después con el reproche acumulado, reclamando cosas que pasaron hace un año. ¡Ya supéralo!

No les temamos a las peleas, son parte de la pareja, es estar vivo, pero sin gritos ni golpes; confrontar también es una manera de comunicarse, además, ¿qué más rico que una reconciliación?

A veces los hombres no quieren platicar, no los volvamos locos; si se enojaron por algo que hicimos nosotras, pidamos perdón y seamos unas "geishas" por la noche. ¡Funciona mucho mejor que horas de discusión!

Ahora, si el asunto es muy "grave" o dramático, de todas maneras hay que enfrentarlo y tener presente que hay que ser consciente de los procesos, y que a veces no se pueden olvidar las cosas de inmediato pero sí superarlas con el tiempo.

> *Nunca discutas en la habitación.*
> *Debe ser un lugar de amor,*
> *paz y seguridad.*
> —*H. Jackson Brown Jr.*

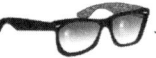

Pedir perdón es muy sano porque nos hace sentir bien a nosotros mismos y nos libera de la culpa que el hecho pueda generarnos. *HAY QUE SER PRÁCTICOS.*

La mejor manera de recordar el aniversario de casados es olvidarlo una vez.

De veras, si la cagas, *PIDE PERDÓN* y trata de que no sea de dientes para fuera (¡aunque también funciona!) Y habrá veces en las que tienes que decir lo que ella quiere escuchar, ni modo, sin ser un patán, claro.

Por ejemplo: Ay, sí, tienes razón, nunca debí olvidar nuestro aniversario. Te juro que no vuelve a suceder, ya verás.

PERDÓN/TE QUIERO/NO VOLVERÁ A SUCEDER son frases básicas que los hombres debemos tener grabadas.

Si ella se queda resentida, *YA SE LE PASARÁ;* pero en general la mujer es noble, te dice: Eres un idiota, y ya, aunque después la vuelvas a cagar, obvio.

> *Ahora, debes saber que la mujer NUNCA PIDE PER-DÓN porque va contra su naturaleza, su ego y su orgullo; por eso es más fácil que tú cedas (a lo mejor se pone unos calzoncitos lindos y se propone... pero PERDÓN, olvídalo).*
>
> *Así que el día que aprendas a decir: Sí, mi amor, YA LA HICISTE (aunque ella diga que le estás dando el avión).*

Autoestima: la base de todo

¿Quién te va a querer si tú no te quieres? La base de toda relación es que sepas quién eres, dónde estás, qué quieres, para que nadie te pase por encima. Si estás bien plantado en tu persona, tienes todo el poder en tus manos y es muy difícil que alguien logre lastimarte. La baja autoestima va aunada a satisfacer al de enfrente y tiene mucho que ver con no saber decir que no. Si estás intentando complacer y olvidas lo que realmente quieres, lo que te late y te hace bien, entonces comienzas a sentirte aplastado.

Ahora bien, no por ser seguro de sí mismo se justifica ser soberbio; por el contrario, estar en la propia piel permite la humildad. Si no estás centrado en tu autoestima, no puedes estar bien con nadie, ni con amigos, ni con familia, ni con compañeros de trabajo y mucho menos con tu pareja. Jamás olvides que…

El amor propio es la base de cualquier relación sana.

• • •

Por eso, quiérete. Ante todo, valora quién eres y cómo eres, y si hay algo que no te gusta de ti, cámbialo, pero hazlo con la convicción de que quieres estar mejor. Si el otro te está haciendo sentir mal, debes enfrentarlo, nunca callarte y aguantar porque cada vez se vuelve peor y peor. Haz tuyas estas dos máximas:

Nadie te va a amar nunca más que tú.
El amor no pretende perfección.

• • •

Nunca permitas frases como ¿Y estas lonjas? ¿Qué son esas arruguitas?, o Estás hecha una zarrapastrosa, cámbiate. Marca los espacios de opinión sobre tu persona, y no dejes que ni tu pareja ni nadie los traspase. Vas a ver qué bien te sientes contigo misma. Además, sé inteligente: si tú misma pasas todo el día diciendo que estás gorda o vieja, no solo vas a aburrir a tu hombre sino vas a terminar convenciéndolo de que es cierto.

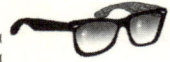

El físico es uno de los temas más grandes de la mujer, y parte de la responsabilidad de que sean tan obsesivas con su físico son los hombres por señalarlas, juzgarlas, por compararlas con otras. Eso mina durísimo la autoestima de la mujer y es muy difícil recuperarse.

Chantaje y manipulación

Evitemos hasta donde podamos estas maneras de relacionarnos. Ni el chantaje ni la manipulación darán buenos resultados, por eso, NO LES DES ESPACIO NI LOS PROVOQUES. Las relaciones no pueden basarse en el control del otro. Por lo general, los hombres manipulan a la mujer mediante el dinero y el poder, mientras que las mujeres manipulan con el sexo y los hijos. Ambas tendencias son muy dañinas y destructivas porque llevan a la desconfianza y la humillación.

La máxima del manipulador es que no va a hacer nada sin algo a cambio y esto no tiene nada que ver con el amor:

Si lo quieres, que te cueste.

• • •

Una relación puede empezar bien y luego convertirse en una relación de chantaje y manipulación; por ello, la comunicación es básica.

¿ Si no quieres ir a lo de mis jefes es porque no me quieres? ¿No soy lo suficientemente bueno para ti?

Si no me dejas ver el futbol con mis cuates, no voy a la fiesta de tu amiga Lili.

¿Quién no ha escuchado cosas así alguna vez? Pues no sirven de nada, por el contrario. En pareja uno debe hacer las cosas porque ama al otro, porque la relación es un dar y recibir con naturalidad, no mediante la manipulación ni el chantaje; ten en cuenta que el camino de las negociaciones es otro. Eso sí,

No siempre puedes decir lo que el otro quiere escuchar.

• • •

Casarse con un hombre es como comprar algo que una ha admirado por largo tiempo en un escaparate. Tal vez te fascine cuando lo llevas a casa, pero no siempre hace juego con todo lo demás que hay en ella.

—Jean Kerr

Resignarse, nunca; rendirse, jamás

> *El éxito de un matrimonio consiste
> en enamorarse varias
> veces, siempre de la misma persona.*
> —Mignon McLaughlin

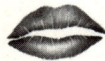

Para saber lo que una quiere, es necesario pensarlo antes de iniciar una relación porque una vez que te pierdes en el amor luego es difícil recordar qué es lo que realmente quieres y esperas.

No hay que resignarse a nada, pero tampoco hay que ser una insatisfecha crónica. Debes preguntarte por qué estás dónde estás, y si lo que vives es lo que quieres. Si no lo es, tampoco es necesario tomar medidas drásticas, simplemente respeta tus propios espacios, mantén tu vida, no dejes que el otro tome todas las decisiones ni que te pase por encima. La queja aleja, y nosotras debemos hacernos cargo de hasta dónde aceptamos tal o cual cosa.

Por ejemplo: ¿Por qué un domingo en la tarde estás "podrida" quejándote de que no te hace caso mientras él ve el futbol????? Vete, sal con tus amigas, haz tu plan y vuelve renovada, no te quedes ahí con mala cara mientras él grita y sufre por su equipo, y cuando estés de vuelta hasta vas a querer consentirlo.

Una pregunta muy útil es la de ¿VALE LA PENA? No hagas cosas que no valgan la pena; y en cambio, sí haz esfuerzos por aquellas que mantienen el vínculo fuerte y les hacen bien a los dos.

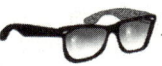

Si estás enamorado no resignas, sino que renuncias a cosas. Con la pareja renuncias a otras mujeres, a borracheras con los amigos y gastos superfluos.

Ya te casaste, ahora sí vas a saber lo que es COGER A HUEVO. Nah, es broma porque...

Si estás enamorado, el boleto vale todo.

Por eso la resignación no es tal, eliges una situación nueva. Si lo vas a vivir como una resignación es mejor que no estés en pareja. Dejas unas cosas por otras pero debes vivir la relación como un paso adelante. Hazlo solo si lo quieres para no sentir que estás resignando nada. Por eso:

Vive todo lo que quieras vivir antes de emparejarte.

Así no te habrás quedado con ganas de nada. Si sientes que estás resignando, entonces plantéate de *verdad si quieres seguir ahí. Para no resignar debes negociar y llegar al punto en que ambos se sientan cómodos.*

La comprensión

Comprender, se dice fácil, pero no es tan sencillo ponerlo en práctica. La comprensión causa casi el mismo efecto que el amor en la pareja. La capacidad de entender lo que le está pasando al otro, ponerse en su lugar, poder generar empatía y no desmerecer lo que esté sufriendo, sea lo que sea, hará que la relación pueda crecer sanamente. Pero para esto hay que ser maduro y compasivo, algo que a veces nos cuesta mucho.

Por ejemplo, puede que los hombres se depriman si su equipo de futbol pierde el partido, cosa que a las mujeres les parece completamente sin importancia y no lo toman en cuenta, así como a los hombres les resulta ridículo si ellas lloran porque les gritaron una grosería mientras manejaban. Ponerse en el lugar del otro, con las diferencias de percepción que tenemos hombres y mujeres, y las historias que cada uno acarrea de su vida anterior a la pareja, a veces es realmente complicado. Pero vale la pena luchar contra eso porque nada se agradece más que un abrazo en silencio o unas palabras de aliento cuando estamos tristes o desilusionados y sentimos que nuestra pareja puede comprendernos. Entonces, pongamos lo mejor de nosotros y veremos que a la larga será recompensado y obtendremos lo mismo del otro.

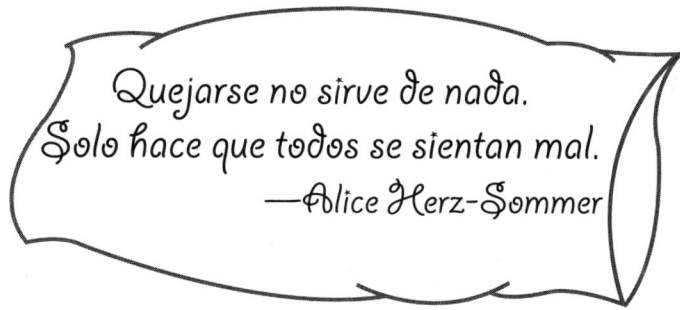

Quejarse no sirve de nada.
Solo hace que todos se sientan mal.
—Alice Herz-Sommer

El respeto es salud

Una de las bases de cualquier relación es el respeto. Sin respeto no hay camino al entendimiento ni la felicidad...

Respetemos en todos los sentidos.

• • •

En principio hay que respetarse a uno mismo, nuestros principios y nuestros deseos, pero hay que entender que eso también pasa con el otro, que tiene no solo sus espacios sino su manera de ser. Debemos respetar la individualidad, saber que nuestra pareja es de una forma y que no está en nosotros cambiarla. Hay que respetar opiniones políticas, religiosas, ciertas costumbres, gustos y sentimientos, porque también queremos nosotros ser tratados y respetados de igual manera. El respeto es entonces una calle de doble sentido: hacia el otro y hacia nosotros mismos.

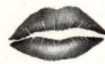

El amor nos hace vulnerables porque nos dejamos fluir, perdemos el control, nos aventamos al "vacío", y en esa caída a veces perdemos el norte, la brújula se vuelve loca y ya no sabemos ni quién somos ni qué queremos. En ese momento volvamos a nosotras mismas, busquemos nuestra esencia, respetemos lo que somos.

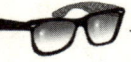

Puedes llevarte pesado, burlarte del otro pero con reglas, jamás debemos herirnos. Te puedes decir de todo, pero siempre el tono y el contexto le dan sentido a las palabras.

NUNCA hay que faltarse el respeto. Por ejemplo,

NO VOLTEES A VER A OTRA DELANTE DE TU MUJER NI DECIR PIROPOS.

El ego

El ego tiene muy mala fama, porque cuando pensamos en ego, vienen a nuestra mente el egoísmo y cosas negativas, cuando en realidad es parte de nuestro ser. El ego es lo que nos da fortaleza, seguridad frente al mundo. Debemos entender que es lo que nos hace ser lo que somos, a nosotros y a nuestra pareja.

Claro que cuando hay un exceso de ego se convierte en narcisismo malsano.

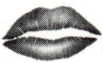

Las mujeres mexicanas hemos sido educadas para pensar en el otro y muchas veces nos olvidamos de nosotras mismas, pero...

No puedes dar lo que no tienes.

Por eso, no nos dejemos llevar por la enseñanza de ser una mujer sufrida, de ponernos siempre en el último lugar, el de las "sacrificadas", ¡qué flojera! No queramos ser rescatadoras, ni monedas de oro. Si te pierdes, si das tanto que ya no te queda nada para ti, no puedes ser un verdadero sostén. Luchemos contra esa idea de que tenemos que darnos al cien por ciento y renunciar a lo que somos para que nos quieran, porque quien te ame te querrá como eres.

Por el contrario, no queramos imponernos ni controlar toda la relación, aprendamos a querer y ser queridas sin que se dé una lucha de poder que solo va a terminar destruyendo la relación porque nuestro ego está mal dirigido.

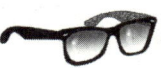

El ego bien manejado puede ser muy positivo porque es un impulso: Lo voy a lograr, te voy a enamorar, te voy a hacer feliz, *es parte de la seguridad que uno exuda.*

En mi ego está Te enamoré, tuviste un orgasmo increíble.

El duro arte de confiar

> No, no comprendo la teoría
> de la relatividad de mi esposo,
> pero conozco a mi marido y sé que se
> puede confiar en él.
> —Elsa Einstein

La confianza es la otra base fundamental de la pareja. Sin confianza, es casi imposible construir solidez, si decidimos estar con nuestra pareja es porque confiamos en el otro, no lo olvidemos.

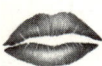

Tu pensamiento condiciona tus emociones.

Ante un mismo hecho podemos reaccionar bien, ser lindas y comprensivas o podemos ser el Increíble Hulk. Es importante que podamos estar en control de nosotras mismas.

Por ejemplo, si tu pareja llega tarde, y tú solo piensas que se quedó con su secretaria, lo vas a recibir tirándole el florero a la cabeza. Si piensas que se fue a tomar con los amigos, seguramente vas a cerrar las piernas durante una semana. En cambio, si piensas que se quedó trabajando por el bienestar de la familia y lo recibes con una buena cena, todo va a funcionar mejor. Lo más probable es que se haya quedado atorado en el tráfico con el celular sin pila. Por eso...

Primero escucha y luego reacciona.

La honestidad y la sinceridad deben ser parte estructural de la pareja. Sin estos condimentos no hay forma de que armemos una relación sustentable. Pero para lograrlo, debe ser mutuo y de común acuerdo. Si esto no está platicado desde un principio, es muy difícil imponerlo después. Es parte del contrato que firmamos y la paranoia no es buena consejera. No te vuelvas una investigadora privada, mejor habla directo con él.

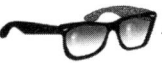

La confianza se gana con hechos, con tus actos. La desconfianza viene también de algo que tú haces. Cuando la mujer desconfía es una pesadilla, están atrás de ti todo el tiempo, se meten en todo... Además...

El que busca encuentra.

Siempre va a haber algo que no te va a gustar en FB o en el mail, que te va a enojar. La mujer tiene que ser inteligente, y al menos que haya pruebas reales de lo que ella piensa, entonces mejor no tiene que echarte bronca.

Cuando es mucha la desconfianza, es otra rajadita a la taza y cuando hay muchas rajaditas ya luego no pega. Cuando todo el tiempo desconfías, sigues abollando y abollando el coche hasta que ya no sirve.

Por eso no hay que suponer, hay que preguntar directamente para saber qué es lo que pasa y evitar que se generen problemas.

La traición

La traición es uno de los actos más bajos del ser humano y la realidad es que no solo se refiere al plano sexual, uno puede traicionar al otro de distintas formas; básicamente, lo que se hace al traicionar es faltar a los principios y valores que se construyeron en conjunto.

Debemos ser muy cuidadosos con nuestros actos, y antes de hacer algo que nos parece que pueda defraudar al otro —como comprar algo que ya habían dicho que no, hacerse amigo de alguien que al otro no le gusta por los motivos que sean, participar en un negocio o en un grupo contrario a lo que nuestra pareja opina, o lo que sea que pueda sentirse como traición—, tenemos que ponernos en su lugar y pensar cómo nos sentiríamos nosotros si nos hicieran lo que estamos por hacer.

Perdonar o justificar una traición es muy difícil, los sentimientos de desilusión y la falta de confianza que semejante acción puede generar es posible que no tengan retorno.

Los celos

> Es tan poco el amor
> para gastarlo en celos.
> —Dicho popular mexicano.

Ay, los celos, ese maldito defecto de tantas personas. Si lo pensamos bien y tranquilos, nos damos cuenta de que los celos no sirven para nada. La fidelidad es una decisión, y no importa cuánto le insistas a alguien para que no caiga, si no está en su forma de ver el mundo nada podremos hacer. Los celos son una manifestación de inseguridades propias, nada más. O una obsesión malsana. Por eso debemos ser más inteligentes y no malgastar nuestra energía.

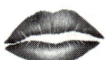

Si sentimos que nuestro hombre está lejos, mejor usemos la energía positivamente. En lugar de estar friegue y friegue con los celos, hagamos más gimnasia, cocinemos rico, pongámonos atractivas; además,
Se puede ver el menú aunque estés a dieta.
La fantasía es válida, es parte de la vida y tenemos que asumirlo. Y si tu hombre mira a una mujer, en vez de hacer un escándalo, ríete y comenta con él si está

buenísima o si está solo echándose un taco de ojo. Y sepamos que...

Cuando entre dos hay tres, es porque entre esos dos hay un espacio.

Así que mejor cuidemos lo que tenemos, y si no, preguntémonos por qué notamos a nuestra pareja "distraída". Y algo muy importante: nunca des ideas. Nada peor que insistir con que a tu pareja le gusta alguien, porque es posible que hasta ese momento ni siquiera la hubiera visto. Ten cuidado, sé inteligente, no lo empujes a algo que tal vez jamás se le había cruzado por la cabeza. Las mujeres podemos ser muy necias cuando queremos.

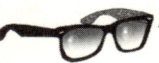

Hay celos bonitos, coquetos, que te hacen sentir importante, que no es lo mismo que el celo enfermizo, obsesivo, que te hace sentir perseguido, agobiado, sofocado, y te dan ganas de gritar:

¡QUÍTAME LA PATA DEL CUELLO!

Existen personas celosas por naturaleza, es parte de su carácter y no pueden controlarlo, y hay otros que se vuelven celosos porque su pareja les da motivos. Hay que saber diferenciar qué es lo que está pasando. Si es un defecto que ya traes, trátalo ahora, si de verdad crees que el otro está haciendo cosas que te producen celos, pues platícalo para que cambie la situación.

Y si no quieres que te sofoquen, entonces también piensa si no estás haciendo algo para que te persigan.

Muchas veces hay hombres que aplican la jaula de oro, le dicen a su mujer que tenga toda la libertad que quiera, pero dentro de sus parámetros. Si te sales de donde yo tengo control, no te la acabas; esto es muy común e injusto, no debes ni permitirlo ni generarlo.

La realización profesional

Los hombres dicen que aman la independencia en una mujer, pero no desperdician un segundo en demolerla ladrillo por ladrillo.

—Candice Bergen

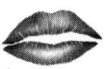

Sabemos que el amor muchas veces hace que nos perdamos en el mundo del otro, que la relación nos absorbe a tal punto que no nos interese nada más. No debes permitirlo. Nuestra pareja no puede ni debe ser nuestro sol, orbitar solo alrededor de él será malo para ti y para la relación.

Es fundamental que tengas tu actividad, sea la que sea, si queremos trabajar o hacer pasteles o bailar zumba. Busca una pasión, piensa qué harías gratis y vuélcate a ello, y si eres buena, MEJOR.

Todas tenemos algún don, puede que sea tejer, ayudar a los demás, trabajar, estudiar o lo que realmente se te ocurra. No te quedes con las ganas, la vida es una y hay que aprovecharla...

Todo vale y nunca es tarde.

Además, debemos pensar a largo plazo. Aunque tengas hijos, no van a ser chicos por siempre, y el tiempo pasa muy rápido. Tener un proyecto inyecta vida, el que sea. NO debes tenerle miedo al fracaso, es parte de la vida y, aunque sea un cliché, de los errores es de lo que más se aprende... ¡LÁNZATE!

Una mujer que tiene cosas en la cabeza es mucho más motivante para su hombre que aquella que está fundida en el mundo del otro y solo espera que llegue su pareja para quejarse de la maestra del hijo, del jardinero o de alguna amiga. Haz que tu pareja tenga ganas de llegar a casa.

Y no te olvides del mundo, lee los diarios, ve las noticias, aprende a usar la computadora y los teléfonos inteligentes. Quedarte fuera de lo que pasa solo te convertirá en alguien aburrido y sin interés.

Ten en cuenta que para los hombres el trabajo es un factor fundamental de sus vidas, algunos le ponen más o menos energía, pero ahí es donde miden sus fuerzas como los antiguos cazadores. Debemos comprender que es una parte muy importante de su vida, y competir con su chamba no ayudará en nada, solo creará problemas. Ten tu mundo y respeta el de él, y verás cómo todo fluye mejor...

Sé comprensiva y atenta con lo que él hace.

¿Qué pasa con las mujeres exitosas? La realidad es que dentro de una buena pareja este no debería ser un problema. Un hombre bien asentado y seguro de sí mismo puede entender sin problemas que a su mujer le vaya muy bien y que tenga la energía puesta en lo que hace. Por eso no debemos temer, el éxito profesional y la pareja son compatibles. Si tu hombre te pide que dejes todo —porque no soporta tu independencia—, sin que ese sea tu deseo, entonces seguramente él no es para ti.

Cien hombres pueden hacer un campamento, pero se necesita una mujer para hacer un hogar.
—Proverbio chino

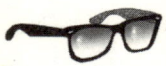

El hombre debe trabajar por responsabilidad, por obligación y para que su pareja vea que no es un HUEVÓN.

Las mujeres que trabajan no deben olvidar que son mujeres: ¡alguien tiene que hacer el súper!

El hombre y la mujer deben servirse mutuamente, pero EL HOGAR ES DE LA DAMA. Ahora,

**Entre más ocupada esté la mujer,
menos la tienes encima.
Cuando menos ociosa esté,
menos te va a fregar.**

En verdad, el trabajo más difícil es el de ser mamá. La mujer y el hombre son incomparables; estamos hechos de otra madera.

Los hombres no soportarían hacer todo lo que hacen las mamás. La prueba es que en las vacaciones lo único que quieren es volver al trabajo. El hombre debería reconocérselo más a las mujeres y poner más de su cosecha. La maternidad es un trabajo subvalorado que encima no tiene sueldo. Tienes que reconocerles todo lo que hacen y debería ser remunerado de alguna forma, un detallito, un regalo, un mimo. Y como LOS HIJOS SON DE DOS, debes decirle:

**Eres la mejor mamá del mundo.
Estoy orgulloso de ti.**

3. El sexo
O el arte de despeinar a la cotorra

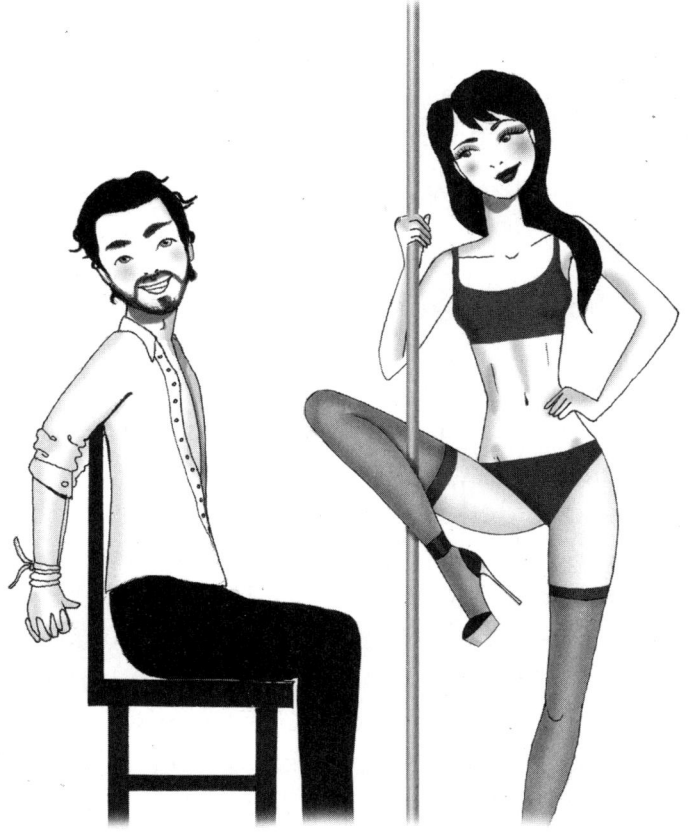

En la cama y en la cárcel
se conocen los amigos.
—Dicho popular mexicano

 l sexo es uno de los pilares de la pareja, y no porque sea TAN importante por sí mismo, sino porque funciona como punto de encuentro y es lo que define una relación amorosa. Es por esto que debemos prestarle atención, cuidarlo y dedicarle mucha energía, aunque a veces nos cueste. Numerosos estudios han comprobado que las personas que tienen sexo al menos dos veces por semana viven más años, pues ejercitan el corazón y refuerzan el sistema inmunológico. Además,

Sin sexo, en vez de pareja, tienes un "rommie".

• • •

Muchos hombres y mujeres olvidan que eso fue lo que los unió en un primer momento, y espacian las relaciones hasta que casi no existen. Hay que luchar contra esta tendencia con toda la fuerza de la que seamos capaces para mantener un vínculo sano y sólido.

El sexo es una de las mayores bendiciones de la pareja, es maravilloso saber que tienes con quien disfrutar y que haya amor en ese encuentro. Hay que acabar con el mito de que los hombres disfrutan más que las mujeres, ambos somos de la misma especie y tenemos el mismo deseo y las mismas necesidades. Es mentira que los hombres tienen un deseo más intenso, es solo que a la mujer históricamente se le reprimió más.

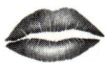

Dejemos de pensar y comportarnos como mujeres del siglo XV, y aceptemos que el sexo también es fundamental para nosotras.
Se nos ha educado de tal forma que para nuestra pareja tenemos que ser puras, pero es necesario terminar con eso, y el mejor camino es conversar sobre el tema y romper con los tabúes.

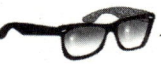

Muchos hombres, por como han sido educados, consideran que tener una sexualidad amplia con su pareja es inaceptable, y ni siquiera pueden imaginarlo. Pero muchos otros, por el contrario, desearían que su mujer rompiera con las trabas históricas para poder vivir experiencias de ternura, familiaridad y sexo salvaje con la misma persona. Ya eres mamá, entonces el sexo se acabó. El sexo chido, a gusto, quedó fuera.

Hay hombres muy machistas que reprimen a sus mujeres: ¿Con esa boca besas a mis niños? *Por culpa de esto hay muchas mujeres insatisfechas; y ya con la edad, las mujeres agarran mucho sabor.*

Déjate ser

> *El sexo es sucio*
> *sólo si se hace bien.*
> —Woody Allen

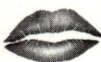

Es necesario que dejes atrás todos tus prejuicios, la sexualidad no es un pecado en lo más mínimo, es parte de nuestra naturaleza y haciendo el amor puedes tocar el cielo con las manos. Hay tantas formas de hacer el amor y de sentir el sexo como humanos, pero si de verdad existe esa chispa... es una experiencia maravillosa.

Lo primero es descubrirte a ti misma. Si no sabes qué te gusta, es imposible que el otro adivine. Se nos ha dicho que el hombre es el encargado de nuestro placer, pero no hay nada más alejado de la realidad. Es necesario que tú conozcas tu cuerpo y qué es lo que te hace sentir "cosquillas" por todos lados para poder hacérselo saber a él. Por eso es tan importante la masturbación, pues te permite descubrir qué te gusta y qué no, para luego transmitírselo a tu pareja. No tengas miedo ni te sientas sucia, tocarse es parte de la educación sexual de cada quien. Anímate, así disfrutarás mucho más; el sexo debe ser tema de conversación. Y...

El sexo oral también es importante.

Pruébalo y verás las sorpresas que puedes llegar a encontrar si cada quien confiesa qué es lo que quiere; de esta manera, juntos podrán poner en práctica fantasías que cada uno tiene por su lado.

¡A ver, chavas, dennos el gusto alguna vez!

Solo existen dos cosas importantes en la vida. La primera es el sexo y la segunda no me acuerdo.

—Woody Allen

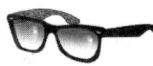

El hombre piensa en dos cosas: en sexo y... en sexo.

El hombre siempre quiere, no es un mito, es quien propone, tal vez una vez a la semana, pero es él. Siempre hay uno más caliente que el otro (a veces es la mujer). Tiene que ver con cómo ves a la mujer; si la actitud es cachonda, ella ya no tiene que hacer nada, a él se le va a antojar ya con eso.

> Lo que las mujeres no entienden es que los hombres queremos ver cómo se quitan la ropa, no voltear y que ya estén dentro de la cama, con su pijama de Snoopy. El solo verlas desvestirse es sexy, es un afrodisíaco. Fajemos con ropa interior. Y por favor...
>
> **Dejen que les desabrochemos el brassier.**

Dame fuego, dame, dame fuego

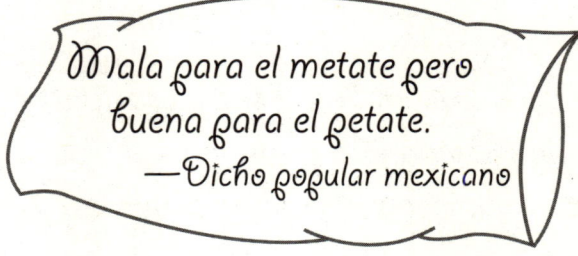

Mala para el metate pero buena para el petate.
—Dicho popular mexicano

¿Qué podemos hacer para que el fuego de la pasión no se apague con los años? Porque muchas personas alegan que después de cierto tiempo, o de los hijos, las cosas ya no son como eran antes, y el sexo se vuelve aburrido y reiterativo. No tiene por qué ser así, siempre hay una forma de volver a los sentimientos del inicio.

Lo que debes hacer es romper la rutina, visitarnos en la oficina y seducirnos, o atrevernos a sentir la adrenalina de hacerlo en lugares públicos, de seguro que nos sentiremos como nunca.

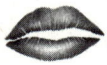

No solo las mujeres queremos sentir que nos conquistan. Hazle sentir a tu hombre que lo deseas, que mueres por estar con él; si ya es tu marido, mándale fotos por el celular (eso sí: checa bien antes el número al que las envías, je) o sextea con tu pareja, vas a ver cómo esos mensajitos con palabras sexies te los va a súper agradecer. Sé una amazona en la cama, busca posiciones nuevas, sorpréndelo, o acarícialo por debajo de la mesa en un restaurante. Acuérdate de todo lo que hacías cuando eran novios, y rescátalo. No lo olvides,

En el sexo siempre se es audaz.

Te aseguro que lo vas a tener pensando en ti y, sobre todo, deseando llegar a ti.

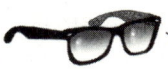

EL sexo es la herramienta más poderosa de la pareja. Eso sí, no es como en las películas, después de hacer el amor no puedes pretender que a la mañana siguiente el otro venga con la charola con los huevos y el juguito de naranja. Después de la luna de miel pides tus huevitos y te encuentras con un HÁZTELOS TÚ, GÜEY.

Pero, ¿por qué las mujeres quieren ser abrazadas después de hacer el amor?!?

Si nos damos vuelta y nos dormimos no es falta de cariño. Venimos de revolcarnos una hora, acabamos de darnos todo lo que tenemos para dar. ¡Quiero ver la tele! Estás satisfecho y quieres pasar a otra cosa. Igual hay que darle lo que necesita, abrazarla, darle el gusto y decirle: Me hiciste muy feliz, neta, gracias, lo necesitaba. La mujer también tiene que decir: Qué bien estuviste, ¡guau! *El hombre debe hacer que su pareja esté satisfecha.*

El hombre siempre propone porque todo el tiempo está pensando en sexo, aunque no haga nada. Si hay dos hombres platicando y pasa una buena nalga, bye, se acabó la conversación porque los dos van a voltear a mirar.

Los hombres son los que dicen: A ver si hoy despeinamos a la cotorra. *Cuando las mujeres proponen, cosa que deberían hacer más seguido, es porque el hombre no está proponiendo.*

Eso sí, la mujer siempre va primero, debe venirse las veces que sea, y el hombre va al final. La mayor satisfacción de uno es ver la cara de satisfacción de ella. Tu mayor orgasmo es ver los gestos que ella hace.

Lo que no debes hacer

Las mujeres aprendimos a castigar a nuestros hombres cerrando las piernas. Es una costumbre muy común que lleva a los peores resultados. Nada más erróneo. Tener a tu hombre satisfecho garantiza no solo la armonía, sino que también alimenta el deseo.

Cuanto más sexo, más deseo.

Cuanto más segura estás de ti misma, más sexy y atractiva le vas a resultar a tu pareja; es necesario mantenerse bonita y usar linda ropa interior, porque te da una actitud distinta ante la vida, y POR FAVOR DEJA ESOS CALZONES DE ABUELA YA MISMO.

Los hombres son muy visuales, por eso funcionan la ropa sexy, el maquillaje y los ligueros. Las mujeres en cambio somos más auditivas, si nos dicen cosas bonitas y nos acarician es mucho más probable que nos predispongamos bien.

Eso sí, preocupémonos por lo importante que no son ni las lonjas ni la celulitis, porque lo verdaderamente interesante y atractivo es una mujer segura y con actitud.

Tips para que la cama vuelva a ser lo que era

Todo lo bueno es pecado
y engorda.
—Dicho popular mexicano

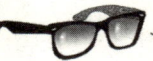

Sí, los años son una aplanadora, la costumbre, la rutina, ya te conoces cada rincón. Las mariposas solo duran un tiempo y después de unos años nada es lo que era. Por eso hay que comunicarse y nunca suponer, todo tiene que estar platicado: lo que le gusta y lo que no, porque si supones después se genera resentimiento. Y aunque cambie la cantidad de veces, lo importante es que cuando haya que esté bueno; que haya bien, que sea abierto.

Lo interesante es que el sexo sea abordado con humor y con romance. Un afrodisíaco para la mujer es el sentido del humor. A partir de unas risas te puedes conectar.

Lo que no podemos permitir es que sea sexo desechable, no somos animales. Hay que echarle muchas ganas para refrescar qué hacer en la cama. Por ejemplo, si siempre empezabas con los besos en la boca y de ahí al cuello y de ahí a las bubis, entonces ya se la sabe...; ahora EMPIEZA AL REVÉS, para que sea variadito. Es como una taquiza: 3 de lengua, 3 de buche y uno de maciza.

¿Por qué lo que se vivía en el noviazgo, lo que experimentabas y hacías atrevido y sexy se termina cuando convives? ¿Por qué de las ocho cosas que te gustaban, después de algunos años solo quedan tres? ¿Por qué antes te gustaba de perrito y ahora te parece denigrante?

¿Por qué cuando son madres no quieren más preámbulo? Al final solo quieren que las clavemos y ya, ¿y el besito, y las caricias? ¿Por qué no nos dejan que las cortejemos, eh? Está bien lo de las manitas al toallero y vámonos al baño, pero ¡no siempre! Dejen que seamos románticos, que escuchemos musiquita y tomemos un trago. Como ya te conoces todos los lugares de la casa y los rincones de la cama, hay que buscar nuevos espacios, hay que ir a hoteles, moteles. Los niños joden, golpean la puerta.

Todo se vale excepto terceras personas, es una puerta que abres y que no sabes lo que te puedes encontrar. Después empiezas a pensar que tal vez la pasó mejor con el otro y nace el resentimiento.

Hay que jugar con la fantasía, se puede fantasear con todo: cambiar nombre, personalidades, disfrazarse, usar juguetes, crear atmósferas. Así se recupera la pasión.

El estrés y las preocupaciones económicas interfieren. Entonces a veces tienes sexo por necesidad, y un rapidín es lo único que deseas. ¡Ah, y cómo agradeces que tu mujer te consienta de esta manera!

El poder del cuchi cuchi

Muchas enaguas
y pocos calzones.
—Dicho popular mexicano

El sexo puede hacer milagros dentro de una relación, además, NO HAY MEJOR RELAJANTE MUSCULAR. Después de un orgasmo, lo más probable es que duermas como un angelito, con un efecto mucho más potente y positivo que cualquier fármaco.

Lo importante es buscar los espacios. Recordar lo que hacíamos cuando éramos novios, si las alfombras de las casas de nuestros padres hablaran… Esconderte de tus hijos, ponerte ropa sexy, dejarte ir sin miramientos, porque

El sexo es el control del descontrol.

• • •

Tienes que permitirte el placer, el sexo es donde puedes abandonar el control, y esa es la única manera posible para gozar. Deja el papel pasivo y no esperes que te busque, BÚSCALO TÚ. Arma la escena, no te quedes viendo a ver si se pone en el papel de conquistador porque hay momentos en que son ellos los que quieren ser conducidos hacia el placer. Conviértete en una mujer cachonda y no temas quedar como una cualquiera. Pon en práctica eso que dice:

**En la vida una dama
y una golfa en la cama.**

Lo más importante es que dejemos de lado los miedos y los prejuicios. La sexualidad debe ser libre y sana para que podamos ser personas completas y satisfechas; y el sexo siempre debe ser consensuado, es decir, en la cama nadie obliga a nadie... Todos los juegos eróticos deben ser aprobados por los dos.

Buscar lo distinto: Sex toys, porno, tips

La relación que podamos tener con los juguetes sexuales es muy personal, y como en todo lo que concierne al sexo, lo importante es que haya respeto y consenso. A veces es bueno darse permiso de experimentar, aunque antes hayas pensado que jamás lo harías. Pero si no te animas, te da miedo o impresión, también el otro tiene que entenderte.

Muchas veces es más el plan de ir a comprar el juguetito, la complicidad y diversión que genera hacer algo distinto que el juguete en sí. Piénsalo, y si crees que puede aportar, sugiérelo.

El sexo no es formal por el contrario, tiene que ser relajante y lúdico. Armar escenas, buscar disfraces, incluir el porno o buscar rituales nuevos que le pongan condimento a la cama, siempre puede resultar positivo. Y si ninguno se entusiasma, no pasa nada, quedará como una anécdota conjunta para recordar con risas.

Tampoco te prives de platicar con tus amigas o tus cuates, o de pedirles consejos. No te imaginas todo lo que puedes aprender con una buena charla, puede ser revelador además de súper divertido. Y no es cosa de que te traumes por no conocer posiciones, o no haber hecho tal o cual cosa, la gracia es buscar, practicar e innovar para que la sexualidad sea cada vez más satisfactoria para ti y tu pareja.

Yo quiero y ella no

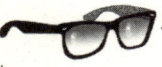

Al irse mecanizando el sexo va perdiendo sabor. Por eso, aunque dé güeva, hay que echarle ganas al preámbulo. Los besos son el mejor conducto para empezar algo, es una señal de que puede pasar, es el mensaje de que quieres... Además, los besos enamoran, un piquito no es lo mismo que un buen beso profundo. Tienes que besar lento, con ritmo, que sea candente. Tiene que ser rico.

La mujer tiene que demostrarle al hombre que le trae ganas, vía mail, *mensajito*, chat, *teléfono o ya de* plano una foto sexy, que insinúe. Ya con eso los hombres se sienten queridos y deseados. Si nunca le dices nada, y bien la compañera de trabajo te dice que estás guapo, aparecen los peligros.

Pero también hay que entender la labor de la mujer, se ocupan de los niños, de la casa, de las mascotas, de la familia, del trabajo. Entonces, tampoco podemos pretender que cuando los hombres llegan a la casa, las mujeres estén echadas en el sillón, con liguero y tacón rojo, sobre pétalos de rosa, porque va a haber frustración.

La mujer cuando no quiere, te lo hace ver de inmediato, si te ve caliente va a empezar con que estoy muerta, no he comido, no he descansado, *te cuentan* todo lo que hicieron para que te quede bien claro que no quieren ponerle. Claro que se vale insistir tantito, pero no forzar.

Para no resentirte tienes que ponerte en sus zapatos. Piensa cómo estarías tú si hicieras todo eso. Y si no puedes comprenderla..., entonces vete al estudio, sala de tele, cuarto, busca YouPorn y ¡púlete el trofeo!

Ella quiere y yo no: ¿qué pasa?

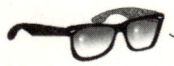

No es lo mismo que el hombre tenga la idea fija, a que ella la tenga. Si ella te busca y tú no tienes ganas, entonces pregúntate si no estás demasiado pendiente de los problemas de la oficina o por los problemas económicos... o si de plano no estarás en depresión.

Clavado que si ella se pone sugerente y a ti no te sale, entonces algo malo está pasando. Si durante un tiempo largo no pasa nada, entonces hay un foco rojo, puede que ella ya no te guste, y eso sí es grave. Nosotros sabemos perfectamente cuando ella nos busca, te da un buen beso y ya sabes qué quiere... Recuerda,

Nunca puedes decirle que no.

Jamás debes rechazarla, no es machismo, es tu obligación dejarla satisfecha para que no se resienta. Si no jalas, en cualquier momento te lo va a echar en cara porque ellas pueden negarse, pero nosotros NO.

—En el 2003 yo te busqué, y no me pelaste.

—Es que me habían operado de apendicitis...

—No importa, me sentí muy mal.

Además, la mujer es tan noble... aunque en ese momento no le gustes tanto, se pone flojita y coopera. Por eso hay tanto humor negro entre las mujeres y se dan consejos: Haz ruido, no pasa nada, y así, con unos buenos gemidos y unos buenos gestos, llenan nuestro ego.

> *Lo que las mujeres tienen que hacer es preguntar directo: ¿Ya no te gusto? ¿Ya no me deseas? El hombre va a negarlo, y va a decir que tiene muchas cosas en la cabeza, que tiene muchos rollos. Lo que también tiene que hacer la mujer es mirarse al espejo con honestidad para ver si no se estuvo descuidando y tal vez haya motivos reales para que se haya acabado el deseo. La comunicación es básica.*

Lo antisexy

Lo antisexy es todo aquello que puede hacer desaparecer el deseo. A veces no nos damos cuenta de lo que puede ser un atentado contra el buen gusto y las ganas de acercarse al otro. Mejor estemos bien enterados de los *sí* y los *no* para evitar aquello que puede apagar la llama hasta hacerla desaparecer.

En ellas:
- Ropa interior color carne.
- Pantimedias.
- Ropa demasiado ajustada que haga efecto de tamal amarrado.
- Las mascarillas faciales.
- La falta de depilación (dile sí a la tala del *bush*).
- Andar en pants todo el día todos los días.
- El camisón de abuelita.
- Mal manicure y pies rasposos.
- Demasiado perfume.

- Mal humor crónico.
- Los malos modales en la mesa.
- La vulgaridad.
- Celos obsesivos.

En ellos:
- Dejarse los calcetines mientras hacen el amor.
- Calzones tipo tanga.
- El mal olor.
- Las camisetas debajo de la camisa.
- El bello demasiado crecido.
- La barba larga y tupida.
- Los pelos que sobresalen de las orejas o la nariz.
- Zapatos sucios o rotos.
- Mal aliento.
- Que te hablen de sus ex (MUY ANTISEXY).
- Que te hablen de la mamá (IDEM).
- Que sean demasiado yoicos (porque yo, porque yo, porque yo).
- Que se rasquen los "bajos" todo el tiempo/que se acomoden el *paquete* como un tic.
- Sandalias con calcetines.
- Pantalones por el ombligo.
- Que sea engreído y maleducado.
- Que se saque los mocos.

Canciones para hacer el amor

Hay tanta variedad como gustos por la música, pero siempre existe una canción, un ritmo que te hace vibrar más, quizá te recuerda algo o a alguien, la letra te pone sexy o simplemente te prende. Aquí van algunas rolas que a nosotros nos gustan:

- *Lovesong*, The Cure.
- *One and Only*, Adele.
- *The Blower's daughter*, Damien Rice.
- *Tú me cambiaste la vida*, Río Roma.
- *Todo cambió*, Camila.
- *Amarte así*, Carlos Macías.
- *Loca*, Alejandra Guzmán.
- *Creo en ti*, Reik.
- *Una noche*, Alejandro Sanz y The Corrs.
- *By my side*, Sade.
- *Only Time*, Enya.
- *Morena mía*, Miguel Bosé.

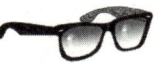

One, U2.
Angie, Boosa n' Stones.
The Part, Café del mar.

Only Time, Enya.
Loca, Alejandra Guzmán.
When a Man Loves a Woman, Brian Adams.
Feelin' Love, Paula Cole.
Take My Breath Away, Berlin.
Wish You Were Here, Pink Floyd.
Black Magic Woman, Santana.

El papel de las hormonas

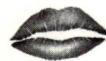

A veces las mujeres negamos que los cambios hormo-nales nos afectan, creemos que es una actitud ma-chista y denigratoria, pero es una realidad innegable. El Síndrome Premenstrual es algo que existe, y los hombres deben entender que es un estado que no po-demos controlar. Por eso es mejor decírselo, avisarle que estamos atravesando ese momento, y que si esta-mos insoportables, irritables y sensibles, es temporal. Así que ASÚMELO, es mejor para todos.

Y cuando nos baja, algunas nos ponemos hot y otras en cambio no quieren saber nada. Hay hombres que no tienen problema, y a otros no les gusta tener relacio-nes esos días. Todo es normal y hay que respetarlo.

Si en un momento estás haciendo DRAMA, fíjate si de verdad es un hecho importante o si no es solo que estás muy hormonal y con la lágrima fácil. Es buena idea que los hombres hagan un calendario de su mujer para saber realmente qué es lo que está pasando, y así evitar problemas.

A veces también sucede que las hormonas se descoordinan, y no siempre los biorritmos coinciden con los de tu hombre, y aunque tú te mueras de ganas, él no quiere más que mirar el noticiero y dormir. O al revés, cuando él quiere y tú no, puedes decirle HOY ÚSAME. Porque en ocasiones el sexo es solo una forma de desahogo para él, una forma de sacarse de encima el estrés, entonces PRÉSTATE en un gesto de amor, aunque quisieras estar leyendo esa novela que te tiene atrapada. Hay que entender que no necesariamente tener sexo sin ganas es negativo, que a veces pasa y es parte de la dinámica de pareja. Es difícil siempre montar todo el numerito de la seducción, con todo y flores, velas y escenografía, pero un quicky *puede ser una buena solución.*

Andrés, el que viene una vez al mes

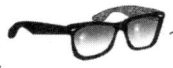

Algunas mujeres se ponen más cachondas cuando están con la regla. Se ponen más apretadas, con escotes, dan señales de cachondería, nos huelen como perros

pero te dicen: No puedo. *Quieren, pero no. Eso sí, tienen un humor de la fregada; deberían traer un letrero que diga:* TRAIGO LA REGLA, *así nosotros sabemos que están rabiosas y guardamos la distancia.*

Ellas deberían saber que a muchos de nosotros no nos molesta tener relaciones cuando están en sus días, y si se animaran, verían cuánto se puede disfrutar. Ahora, si como hombre no te gusta hacerlo cuando ella está con la regla, díselo; pero de una manera amorosa, no como si esos días te diera asco...

El reloj biológico

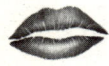

A algunas parejas les sucede que empieza a correr el reloj biológico femenino, y caen en el apuro por tener un hijo ¡YA! Entonces el sexo se vuelve mecánico y utilitario. Como mujer deberías intentar evitarlo, ya que el hombre se siente un simple semental esclavizado. Te pasas meses tomándote la temperatura, comprando test de ovulación, tomando tés para la fertilidad y acosando a tu hombre en horarios precisos y posiciones extrañas. Tienes que entender que a ellos esta situación también les afecta, y con el paso del tiempo puede resultar muy erosivo para la relación.

Si estás preocupada porque no quedas embarazada, lo mejor es hacerte un buen estudio y relajarte. El sexo no puede ser solo reproductivo porque no hay pareja que aguante. Busca hacerle sexo oral, seducirlo y mimarlo para que no sienta que solo es un donador de esperma.

4. El compromiso
¡Hay que ceder!

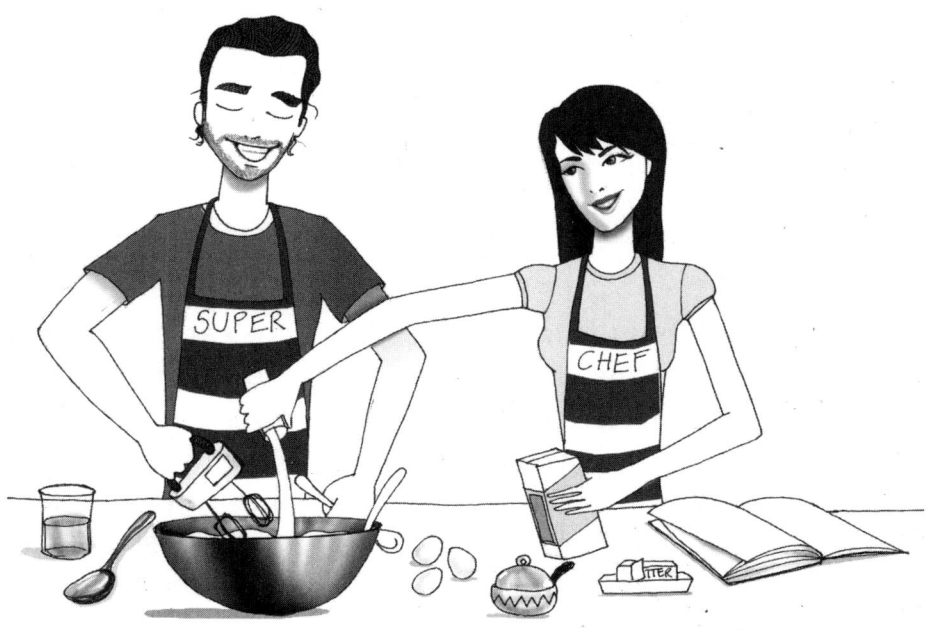

*El erotismo se desgasta después de un tiempo
y la hermosura se apaga, pero estar casada
con un hombre que te hace reír todos los días,
¡ah, eso es un verdadero placer!*
— Joanne Woodward

Una de las formas para que una relación funcione es elegir correctamente, y eso solo es posible si te conoces bien a ti mismo: ¿qué quieres? ¿Quién eres? ¿Qué te gusta? ¿Qué deseas? Entre más plenitud sientas, menos necesitarás de otro y podrás elegir con mayor libertad. No puedes emparejarte para llenar huecos, debes sentirte libre para elegir, y no a partir de necesidades. Es importante que no cargues a nadie con tu pasado. Recuerda esto:

El fracaso de un amor no es el fracaso del amor.

• • •

Si te estableces con una persona, pero cargas con lo que te hicieron tus cien anteriores ex, no funcionará ni será justo. Tu pareja estará pagando culpas ajenas. Estar libre de penas pasadas te permitirá comprometerte de verdad, por amor y sin cadenas. El compromiso tiene que ser parte de la relación, pero por puro deseo y no por necesidad o presión social. Nada bueno saldrá de un mal comienzo.

> *Siempre hay un roto para un descosido.*
> *—Dicho popular mexicano*

La negociación

NEGOCIAR es una de las palabras clave de una pareja. Es imposible que nuestra relación prospere si no entendemos que para poder convivir en cierta paz debemos hacer negociaciones constantemente. En esta transacción la base es YO TE DOY PERO TÚ ME DAS, aunque nunca lo digamos.

Este intercambio debe ser justo, porque si hay algo que mine las relaciones es la sensación de que uno está dando más que el otro. A veces es solo una sensación, no lo que pasa en realidad, y aquí una vez más el DIÁLOGO es lo central; platicar sobre qué siente cada quien llevará a un entendimiento.

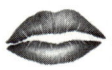

Aunque te trate de pesada o de que te la vives molestándolo, debes expresar lo que sientes, porque si acumulas y acumulas explotas; si te parece que tú eres la que siempre hace todas las tareas de la casa, te ocupas sola de los niños, o siempre van a ver a su familia y casi no visitan a la tuya, o tú sola armas los planes sociales o lo que sea que te parezca que recae únicamente en ti, lo más probable es que en algún momento explotes de la peor manera, y todo sea más difícil de resolver. Por eso, ¡di las cosas en el momento!; si no, te convertirás en una olla de presión.

¡Hay que ceder!

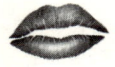

A pesar de que muchas veces nos cueste admitirlo, no siempre tenemos razón. Ante un problema es normal que nos montemos en nuestro macho porque es cierto que es rico discutir, que ambos expresemos lo que sentimos, pero la clave es siempre tratar de llegar a un acuerdo. Si nos aferramos a que la verdad es la nuestra, no llegaremos a nada, la terquedad nunca fue buena consejera. Eso sí,

Hay que ceder pero sin cederse.

Es importante que nadie invalide tus sentimientos ni tus opiniones, pero tampoco puedes hacer eso con los del otro. El respeto es la base para hacer posible un acuerdo entre personas, sobre todo en una relación de pareja. Igual, cuando hay verdaderas ganas, siempre hay forma de llegar a una solución en la que ambos se sientan cómodos. Es decir, pon todo tu esfuerzo posible para que el conflicto llegue a buen término, pero sin sentir que estás relegando tus sentimientos ni tus valores o tu esencia.

Hay que vivir la vida con placer, y no para complacer.

Llegar a un acuerdo es delicioso porque ubica la relación en otro nivel; el entendimiento y la armonía que surgen luego de que nos pusimos de acuerdo nos hace sentir plenos. Por eso no olvides que ceder tantito no implica dejar de ser tú, sino entender las necesidades ajenas y hacer un esfuerzo para que tu pareja esté feliz.

A fuerza
ni los zapatos entran.
—Dicho popular mexicano

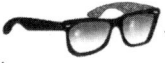

Mis queridos hombres, existen las palabras mágicas en la pareja, y son: SÍ, MI AMOR. No cuesta nada darle el gusto, le dices lo que quiere escuchar, y luego haces lo que quieres. Bueno, no siempre, claro. Y si te pide que vayas a la comida de su mamá, ¡ve! Al final es más desgastante pelear por pendejadas que ceder en algunas cosas... A veces hay que ser más inteligente y menos machote.

¿Cómo tomar decisiones en pareja?

Hay varios pasos que podríamos seguir para tomar decisiones en pareja sin que sea el caos. En ocasiones se nos hace difícil hablar con el otro, entender lo que cada uno quiere, piensa o siente, aunque sea un tema insignificante.

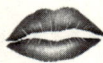

Con estos tips deberíamos lograr entendernos sin que se produzca una guerra mundial:

a. Pon el asunto sobre la mesa.
b. Expresa claramente qué decisión tomarías.
c. Entiende desde el punto de vista que está planteando el otro.
d. Trata de conciliar intereses.
e. Si no hay trato en la primera conversación, dense un tiempo para que cada quien reflexione.
f. Medir qué tan dispuesto estás a ceder, porque si cedes pero no era lo que querías, en cualquier momento se lo vas a cobrar y con intereses.
g. Si aceptas debe ser con honestidad, pensando que es lo mejor.

Si no hay acuerdo a pesar de seguir al pie de la letra todos estos pasos, entonces cada quien deberá asumir las consecuencias. Lo más importante es hablar, escuchar, comprender y ponerse en el lugar del otro para tomar una decisión que venga desde la cabeza o desde el corazón. Este proceso debe ser profundo y sincero para que luego no haya arrepentimientos.

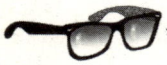

Bueno, negociar con una vieja es casi más difícil que con un puma. Nah, es un chiste, si siempre son tan dóciles y mansas...

Para negociar debes respetar lo que piensa el otro y probablemente (o casi siempre) no es lo que tú quisieras. Por eso hay que llegar a un punto donde los dos estemos convencidos. Debe ser un negocio redondo, no puede ser que uno siempre salga perdiendo. Muchas veces se llega a un acuerdo cediendo y defendiendo la propia posición. Tengamos en cuenta este viejo y sabio dicho:

El que se enoja pierde y el que aguanta gana.

O podemos reformarlo y decir:

El que se enoja pierde y el que concilia gana.

La realidad es que para resolver conflictos con las mujeres, lo importante es ESCUCHARLAS. Deja el celular de lado y pregúntale qué le pasa; luego, no minimices, porque lo que para ti puede ser una pendejada, para ella puede ser de vida o muerte.

Si estás en un día muy inspirado pregúntale: ¿Quieres mi opinión?

Si te dice: No, pendejo, solo escucha, TE CALLAS.

Si te dice: Sí, dime qué opinas, *tienes que saber que* SIEMPRE va a pensar que le estás diciendo una pendejada, o que te va a responder: ¿Es que no escuchas lo que te digo?

Pero el solo hecho de que pongas la oreja va a ser un punto a tu favor.

Si el conflicto es de pareja, el que pide perdón siempre gana, y cuanto MENOS HABLES, MEJOR. Además, *todos sabemos que las mejores reconciliaciones se dan entre sábanas blancas...*

¿Qué buscamos en una pareja?

Lo ideal es buscar un cómplice, un compañero que sea un delicioso puerto de llegada. Una persona con quien puedas ser tú, con tu luz y tu oscuridad, con tus miedos, defectos, virtudes, lonjas y lágrimas. Es fundamental que la pases bien, que te diviertas, pasees, goces desde el silencio compartido hasta las fiestas más escandalosas, desde el control remoto hasta los hijos, que compartas intereses y gustos.

Debe ser alguien con quien puedas desplegar tus alas, teniendo libertad para volar y luego regresar con las experiencias adquiridas. Alguien que te permita expresarte libremente en tu sexualidad... Con quien puedas compartir olores, sabores y texturas; un compañero de ruta honesto, ético, fiel a sí mismo, leal y fiel a ti también. Alguien que tenga hambre de experiencias nuevas, que tenga hambre de vivir y deseos de superación, que no sea conformista. Alguien seguro de sí mismo y con ganas de compartir sus triunfos y sus fracasos. Alguien que se entregue y a quien puedas entregarte con todo lo que eres. Alguien que saque lo mejor de ti, y tú descubras lo mejor de él.

> *Cuando una mujer se casa cambia las atenciones de muchos hombres por la desatención de uno.*
>
> *—Helen Rowland*

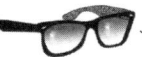

Cuando los hombres queremos una pareja estable, lo que buscamos en general es complementarnos, que el otro nos dé lo que nos falta y viceversa para embonar y que la maquinita trabaje lo mejor posible. Luego lo que queremos es poder reír, divertirnos, evadirnos juntos de los problemas de afuera y, por último, pero no menos importante, claro, todos queremos buen sexo lo más seguido posible; eso de andar buscando con quién revolcarnos a cierta edad resulta agotador.

Las mujeres que quieren amarrar

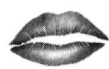

Muchas mujeres sienten un vacío enorme por tener cierta edad y no estar en pareja. Entonces comienza el periodo de caza y están como hembras en celo: evita-

lo, se nota y no hay nada más patético que una mujer desesperada.

Si crees que él es El hombre, pero no da muestra de sentir lo mismo, déjalo ir. Lo mejor para que una relación funcione, es más, lo único, es que sea mutuo, que ambos tengan los mismos sentimientos. Si el amor no es honesto, no funcionará, siempre habrá un hombre que te quiera como eres. Además, pocas cosas son menos tentadoras y sexys que una mujer que ruega amor o se arrastra. Deja que fluya, olvida los amarres, las pociones, los encantamientos que te recomienda la bruja de una amiga. La única clave de una relación es que el amor sea correspondido, si no, lo que te garantizarás será sufrimiento y desazón.

Enamórate de quien te ama.

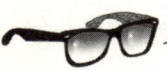

Mujeres, lo peor, pero lo PEOR PEOR que pueden hacer es querer amarrar a un hombre con un bebé, no importa si están casadas o solteras.. De verdad, NO LO HAGAN. Los hijos tienen que venir de una decisión de dos, y no hay nada más triste que traer al mundo a un niño que fue impuesto. Ninguna buena relación puede surgir de ahí.

5. Los amigos
Busca aliados, no enemigos

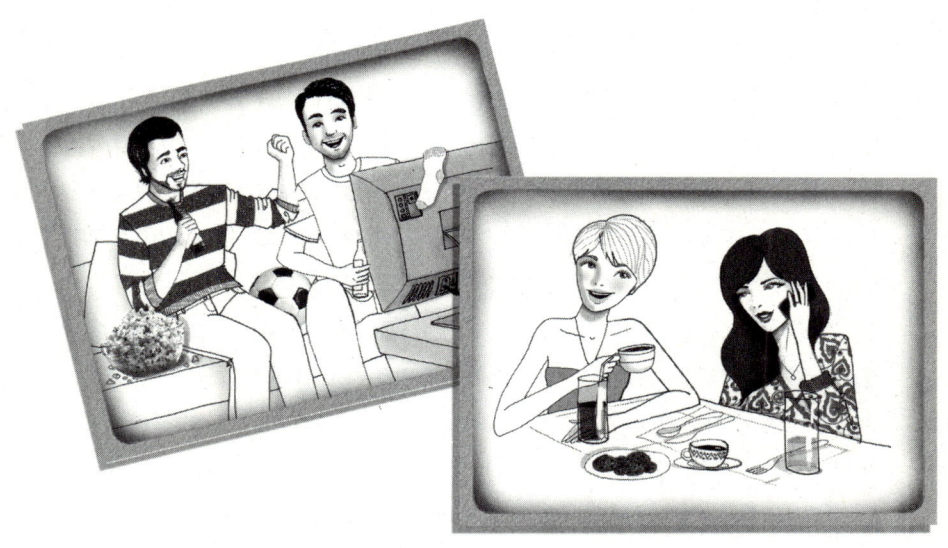

Vivir sin amigos no es vivir.
—Cicerón

os amigos son fundamentales en la vida de todos nosotros, su importancia radica en que son como familia, pero eso sí, uno los elige. Es por ello que debes tener en cuenta que cuando alguien entra a tu vida, sus amigos también lo hacen. Entonces, el proceso de conquista debe incluir a los zánganos que lo rodean y a las brujas chismosas a las que ama, te gusten o no.

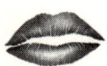

Ten en cuenta que esos que alucinaste la primera vez que te los presentó, porque no dejaron de alburear y de hablar de futbol, son las personas que tal vez él más quiere en el mundo. Si son tus aliados, lo cuidarán para ti; si te odian, puedes esperar lo peor.

Por esa razón debes proveer espacios en tu casa para que se sientan a gusto. Nada de reclamos tipo ¡Otra vez esta bola de "buenos para nada" viene a asaltar el refri!, ni nada por el estilo; por el contrario, aguantas el desmadre y que huela a cigarro, y logras que tu pareja diga: ¡Qué chingona es mi vieja! Promueve ese espacio en tu casa, hazles sentir cómodos, hazles pizza casera, tenles las chelas bien frías y compra paquetes gigantes de botana como para que se entretengan. Así te lo vas a ganar a él y a ellos con muy poco esfuerzo.

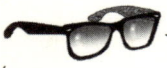

Lo único que no tiene fecha de vencimiento son los amigos (y la pareja, después de leer este libro, claro).

Por eso hay que cuidarlos y también entender que las amigas de ella tienen que ser tus cómplices, casi casi debes ganártelas antes a ellas que a tu mujer. Si la haces bien, serán esa bola de intensas las que te van a defender y hasta tapar si haces alguna que no debes. Son las que van a decir ¡Es bruto, sí, ya sabes, pero es un tipazo...!

Eso sí, debes saber que una mala amiga PUEDE ACABAR CON TU RELACIÓN. Ellas llevan dos mil años de conocerse, se cuentan TODO, y por eso tienen mucha influencia las unas sobre las otras, así que OJO con cómo te portes con esa medio peligrosita, porque a tu vieja le importa mucho lo que dice, y si no la llevas con cuidado puede ser tu peor enemiga.

Las amistades no son tus espías

Las diferencias entre marido y mujer no se deben ventilar en el mercado.
—Proverbio africano

No intentes usar a los amigos para convertirlos en la Interpol, queriendo sacarles información sobre lo que hace o no hace tu pareja, o lo que hicieron la vez pasada que se quedaron hasta tarde. Eso no funciona. Es un papel horrible y te hace quedar como un idiota. Mejor construye la confianza desde adentro de la pareja para no tener que ir preguntando por ahí qué hace él o ella cuando no está contigo.

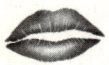

A nadie le cae bien una vieja insegura y preguntona, y tú no quieres volverte eso. Evita con todas tus fuerzas volverte una BRUJA. Que no te gane ni el malhumor ni la curiosidad extrema. Sé simpática y entrona, haz que tu hombre quiera estar contigo y cuando notes que quiere estar solo dale su espacio y vete con tus amigas.

Las amigas: el refugio

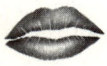

¿Y nosotras qué? ¿Cuántas mujeres se enamoran y dejan de tener vida social? ¿Cuántas mujeres amaban a sus amigas y los planes que hacían con ellas, y cuando conocen a su hombre las abandonan por completo? Miles. NUNCA seamos de ésas. Es lógico que prefieras estar con tu nuevo amor, pero de eso a de plano olvidarte de tus amigas es otra cosa.

¿Por qué no debes dejar a las amigas de lado?

1. Porque las amigas son aquellas que siempre están, que te celebran los éxitos y te consuelan en los fracasos. Porque son quienes más te conocen y no te van a dejar botada.

2. Porque aunque la amistad sea incondicional y seamos amigas de toda la vida, *la amistad hay que alimentarla, y si nunca estás, un día pueden cansarse de tu ausencia y falta de disponibilidad.*

Si tu hombre es del grupo de los controladores, seguramente considera que tus amigas son las brujas que te meten ideas en la cabeza y hablan por ti cuando le haces reclamos. NO LO PERMITAS.

No puedes permitir que él sí tenga su espacio con los cuates, y a ti te "prohíba" salir a divertirte, y compartir miserias y alegrías con las que siempre estuvieron contigo. Además, valora la opinión de ellas. Si todas, que te conocen como nadie, consideran que ese hombre, "perfecto" ante tus ojos no es para ti...

Piénsalo, por algo será.

La amistad entre mujeres puede ser muy compleja, pero si tienes buenas amigas, con intenciones nobles, sabrás darte cuenta de si lo que te dicen tiene lógica o no. A veces estamos tan ciegas por el enamoramiento que no vemos más allá de nuestras narices, y son ellas las encargadas de abrirnos los ojos para que nuestro error no tenga peores consecuencias.

Amigos para siempre

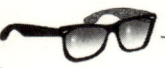

Es difícil hacerles entender a nuestros cuates que cuando te emparejas las prioridades cambian, pero debes ser claro y decirles que no dejas de quererlos a ellos porque tienes a tu vieja, para naaaaaaaada. No son competencia, son distintos tipos de relación. Es típico que te van a decir que eres un mandilón, que ya cambiaste, que dejaste el desmadre y te volviste un aburrido. Pero, sabes, se les va a pasar, y al final no solo van a entender sino que ellos también van a encontrar una vieja, y todos vamos a estar en la misma.

Lo importante es tener una noche a la semana para salir con los amigos, puede ser en tu casa (si tu vieja es chida) o en un bar o restaurante. Lo que cuenta es no perder los vínculos.

Y haz lo mismo con tu mujer cuando haya un partido importante y quieras armar algo en tu casa, dile a ella y a sus amigas que salgan y que tú pagas...

¡TE VAN A AMAR!

Él/ella o yo

¿Qué pasa cuando nuestra pareja nos da a elegir entre una amistad y él o ella? Esta situación es bien difícil no solo porque elegir entre personas es algo horrible, sino porque pone de manifiesto su forma de pensar. Si ahora tenemos que dejar de ver a alguien porque a él o ella no le gusta, ¿qué tendremos que dejar en el futuro?

En el caso de una amistad es importante saber si hay motivos reales para desplazar a alguien. Si es un amigo hombre de ella, o una amiga mujer de él, debes profundizar para saber si se trata de celos, que puede ser, o que le parezca que tienes demasiada intimidad con ese alguien y eso le genere disgusto.

Entonces debes revisar si de verdad puede que estés haciendo algo que le moleste, si sus motivos son reales o si solo se trata de sus fantasías, y se lo explicas con tranquilidad.

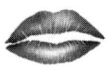

Si te pide que dejes de ver a una amiga, entonces cuestiónate por qué te está poniendo en esta disyuntiva, porque después pueden ser otras peores. Pregúntale de verdad por qué le molesta, qué no le cae bien, qué es lo que piensa.

Tal vez tiene razón, y esa chava es del tipo de amiga tóxica que te envidia o que está todo el tiempo metiendo cizaña, y no te aporta nada bueno. O solo son celos comunes y corrientes, porque siente que pasas demasiado tiempo con ella, y por eso lo pelas menos a él. Es posible que esta conversación te sirva o para sacar a alguien de tu vida, o para encontrar un mejor equilibrio. Pero siempre haz las cosas con convicción y no porque él te presione.

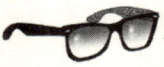

Seamos honestos, la amistad entre el hombre y la mujer NO EXISTE (excepto que ella sea muy fea o después de tener sexo).

Es que sí, ya sabemos que no se sostiene la tensión sexual, a ella la dejó el novio, vino, la consolé y en cinco minutos terminamos besándonos, y de ahí a la cama. Así que ojo con los amigos de ella, que no la anden consolando demasiado si se pelea contigo; y tú con las suyas, si una anda medio tristona, húyele. Y lo mismo si tú estás con las defensas bajas, mejor que te aconseje un amigo, seguro que su cara barbona no se te antoja en lo más mínimo.

Ahora, si te pones a elegir prioridad, tendrías que optar por tu pareja, pero lo mejor es no hacerlo porque el amor de tu vieja es diferente. Además, si la pones a elegir te puedes llevar una sorpresa desagradable, por eso HAY QUE SER INTELIGENTE. Si no soportas a un amigo o a una amiga de tu vieja, entonces que se vean cuando tú no estás, y listo. Tú no le vas a decir qué hacer o qué no hacer, pero tampoco tienes por qué chutártelo o chutártela a fuerzas.

Malas influencias y consejos para ellas

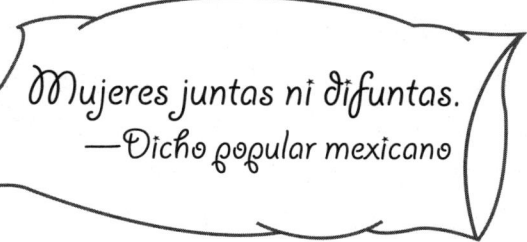

Mujeres juntas ni difuntas.
—Dicho popular mexicano

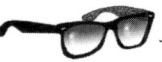

La verdad es que hay amigas que no son recomendables. Por ejemplo, la divorciada o soltera ligera de cascos, medio golfa. No es que vayas a desconfiar de tu vieja, pero sabes que cuando sale con ella su mesa va a estar llena de güeyes, y no es agradable pensar que tu mujer está en esa situación de ligue, aunque no participe.

Otra es esa amiga que tiene toda la lana del mundo, se la pasa comprando, saliendo a comer y de repente te ves en la situación de tener que decirle a tu vieja: Mi amor, no eres ella, no podemos ir a Europa cada dos meses... porque quiere seguirle el tren. Eso sí, no le puedes prohibir ver a alguien, lo único que puedes hacer es decirle que en tu casa no es bienvenida.

Una de mis reglas de oro es que las amigas de tu vieja no se pueden quedar a dormir en tu casa. Y hazle entender a ella que es por su bien, que no es con-

veniente que otra vieja ande en camisón por la sala. Porque las mujeres no son como los hombres, la realidad es que entre los hombres existe la lealtad, pero entre las mujeres... no tanto. Tampoco estés hablando de lo maravilloso que es tu hombre enfrente de otras mujeres, porque se los vas a estar antojando y, lamentablemente, ¡algunas son capaces de cualquier cosa!

6. La familia

Vete acostumbrando...

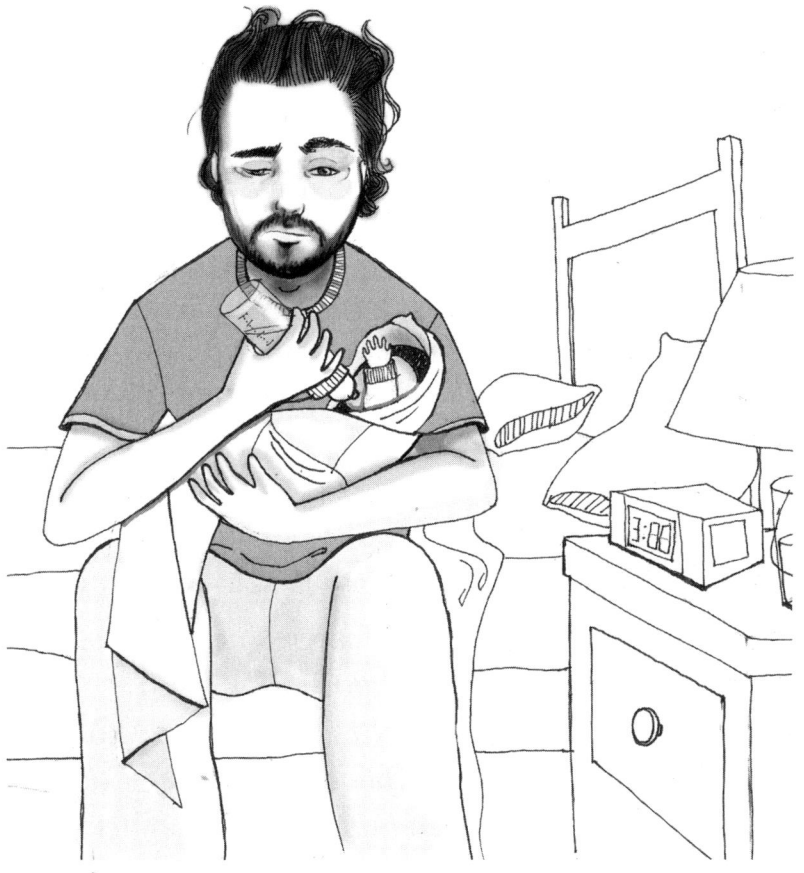

Me gusta que los hombres se comporten como hombres. Me gusta que sean fuertes e infantiles.

—Françoise Sagan

s importante saber de dónde viene tu pareja, porque la familia pone de manifiesto quiénes somos, aunque no sea determinante. Es cierto que muchos somos muy diferentes de nuestros padres y hermanos, pero siempre permanecen rasgos de la crianza que nos hacen ver los valores y formas de comportarse en el mundo que tendrá nuestra pareja en el largo plazo.

Hay casos de gente que no tiene relación con su familia de origen y es necesario saber a qué se debió el alejamiento. A veces hay motivos muy válidos para una ruptura familiar, pero habrá casos en los que debemos preguntarnos qué valor le dará a la familia que formemos si no tiene ningún interés en su propio núcleo. Asegúrate de conocer bien la procedencia familiar de tu pareja para saber cómo es e infórmate de todo lo que puedas para no llevarte sorpresas en el futuro.

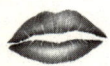

Lo primero que tenemos que ver de nuestro hombre es la relación que tiene con las mujeres de su familia. Si es déspota o poco considerado: PREOCÚPATE. Y a la primera muestra de que a ti también puede tratarte así: HUYE; contigo no tiene por qué ser diferente.

Ahora, ¿qué pasa con un hombre con mamitis? CUIDADO. Cuando el amor hacia la madre es mayor que cualquier otro: ¡UY!, debes saber que nunca la vas a alcanzar, que ella siempre va a ser mejor cocinera, compañera, costurera, enfermera, jardinera y todo lo

*que se te ocurra. Entonces, o te entregas a esta si-
tuación sabiendo que no puedes competir y te vale, o
mejor te buscas otro con una relación menos intensa
con su mamá y que te ponga en el lugar que te corres-
ponde: el de su mujer.*

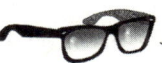

*Es importante que te cases con alguien de tu mismo
código postal, con el mismo estatus socioeconómico y
con los mismos valores, porque entonces las familias
van a ser más o menos parecidas, no van a ser ni tan
locos ni tan cuerdos, al final sabemos que todas son
disfuncionales.*

**Y si quieres ver a tu vieja cuando
sea mayor, ve a tu suegra.**

*No, de verdad, primero conoce bien a su familia an-
tes de tomar la decisión, porque puede parecer normal
pero resulta que su familia son los Locos Adams. Llegas a la casa todo entusiasmado, y de repente dices:
¿TE CAE QUE CON ESTO ME VOY A CASAR??? Por eso,
ojito, eh, que también te casas con la familia.*

*La mamitis de los hombres es extrema, y ninguna
vieja jamás llena las expectativas de tu madre. Las
madres de los hombres suelen ser un problema para
las mujeres, pero lo peor es que nosotros por lo general
nos buscamos una IGUALITA a nuestra jefa. Por eso mi*

consejo es: intenta no buscarte una pareja como tu mamá. Aunque SEGURO no te sale.

La guerra de los mundos: suegra vs. nuera

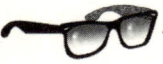

Es casi inevitable que haya problemas entre tu madre y tu mujer; ellas empiezan una lucha de poder sin que tú ni siquiera te des cuenta, y cuando tomas conciencia, ya hay mutilaciones y heridas incurables. Mira, debes seguir estos pasos:

1. *No puedes tomar partido.*
2. *Debes analizar la situación.*
3. *SIEMPRE protege a tu madre, pero dale la razón a tu mujer.*
4. *Debes sentar a tu madre en un restaurante, pedir un tequilita y decirle de la mejor manera posible que por favor no se meta en las cosas de la casa.*
5. *Decirle a tu vieja que ya arreglaste todo, que tu madre entendió y que no va a haber más problemas.*

Seguro que no funciona, pero al menos te echas una rica comida con tu mamá, y tu vieja va a estar feliz al menos por unos días.

Es que ustedes, queridas mujeres, deben saber que la madre de un hombre es intocable y que no vale la pena luchar porque es una batalla perdida.

Eso sí, eh, hay que diferenciar entre los que tienen mamitis *crónica, les falta carácter, son falderos y tienen madres manipuladoras y chantajistas, de los que quieren a sus mamás y las protegen, o quienes simplemente aman a su madre porque les dio la vida.*

Y otra de mis reglas de oro: jamás le cuentes a tu mujer lo que le regalas a tu madre, TODO SE LO GANÓ EN UNA RIFA DEL SÚPER.

¿Cómo actuar?

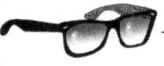

Lo importante desde el principio es que conquistes a la madre y a las hermanas de ella o él. Fundamental. Si te quieren vas a lograr que te apañen, que te defiendan y hasta que te malcríen. Pero si de entrada la haces mal, puedes tener un club de brujas en tu contra, chismeando y haciéndote la vida imposible. Debes entender que las mujeres son las que mandan. El padre siempre va a tener el papel de cara dura, es el que te va a hacer pedos, pero porque es lo que tiene que hacer, en el fondo le vale. Es más, si te ganas a las mujeres, después vas a terminar hasta riéndote.

La confusión

Hay veces en que, debido a determinadas situaciones familiares o por exceso de amor, dejamos que la familia del otro nos absorba. Ellos encuentran a la hija o al hijo que nunca tuvieron, y nos vemos halagados por tanto interés y buena predisposición. Pero esto tiene sus riesgos, de repente estás ocupando un papel que nunca buscaste y dejas de ser tú para ser alguien cercano y agradable para ellos. Te conviertes en algo que no eres y cuando te das cuenta ya es demasiado tarde.

Por eso, lo mejor es ser uno mismo desde el principio, SÉ QUIEN ERES. Muestra tu mejor costado, pero sin fingir, porque luego resulta insostenible en el tiempo, dura un rato y cuando realmente muestras tu forma de actuar y de sentir, te ven con desconfianza y desilusión, y el resultado puede ser mucho peor de lo imaginable.

Piensa que la gente te querrá como eres, y si no te quieren, peor para ellos. Lo único que vale es que la pareja esté bien y mantener una relación cordial con la familia *política*, evitar peleas y enfrentamientos y que reine la armonía. Pero no puedes hacer esfuerzos sobrehumanos para ser alguien que no eres.

Los invasores

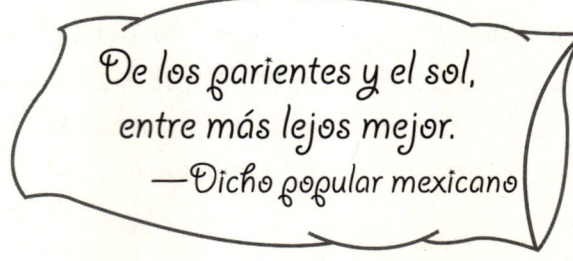

De los parientes y el sol,
entre más lejos mejor.
—Dicho popular mexicano

También está el caso de la familia entrometida, esa que trata de estar en todo, opina, quiere participar en la organización de la casa, las fiestas, las rutinas, la crianza de los hijos, la comida, cualquier actividad en la que participe su hijo/a. No debemos permitirlo. A veces una de las familias es respetuosa de los espacios de la pareja y la otra, en cambio, pretende meterse en todo. Por eso tenemos que ser conscientes y poner los límites desde el principio; la familia puede ser un problema, aunque tenga las mejores intenciones.

Si todos los fines de semana comemos el sábado con mis papás y el domingo con los de mi pareja, ¿dónde queda el nosotros? Estas rutinas atentan contra la intimidad y los momentos de encuentro. Intentemos que la vida familiar sea equitativa para ambas familias, y si entre éstas se llevan bien, entonces podemos armar UNA comida familiar conjunta algún día de la semana, y el resto del tiempo pasarlo solos o con amigos. Buscar la diversión es parte de la armonía, y la familia muchas veces llega a ser pesada. Con sutileza debemos buscar soluciones que lleven a que todos estén contentos y satisfechos.

NO NOS DEJEMOS INVADIR, SEAMOS FIRMES.

Si nuestra suegra piensa que en el cumpleaños de su hijo/a tiene que haber tacos y el pastel que ella siempre le hizo, hagámosle entender DE FORMA AMABLE que las cosas cambiaron y se instauran nuevas costumbres propias. Ella tal vez pueda colaborar cocinando algo pero NO TODO, y que a veces están invitados y otras no, porque queremos agarrar la fiesta con amigos y no estar guardando la compostura porque están presentes los suegros.

Decir las cosas de buen modo siempre ayuda.

• • •

Que tu suegra sea tu cómplice siempre es mejor que tenerla de enemiga, pero para eso debemos ser inteligentes y buscar el modo de mantener la distancia sin generar conflictos. Aunque parezca imposible, SE PUEDE.

Tampoco debemos obligar a nuestra pareja a ir a los eventos familiares, hay veces que es mejor ir solos, y no con el otro malencarado. Claro que hay que cumplir con lo básico, pero tampoco ser presionado. Lo mejor es poner los límites desde el principio y cumplir con los compromisos principales, aunque te dé flojera.

Los hijos: no siempre todo es color de rosa

Siempre nos dijeron que tener hijos es algo maravilloso, romántico, que no se compara con nada, y tienen razón. Pero no todo es color de rosa, y no todos nos lo tomamos igual. Nadie habla de cómo se modifica la pareja ni de cómo nos sentimos a veces. Hay que saber que los hijos vienen a cambiar la dinámica, que pasamos de ser dos a ser tres, y esto no es tan sencillo de llevar adelante. Los hijos no siempre unen, en ocasiones pueden ser disruptivos y es bueno saberlo para poder manejarlo.

No nos asustemos si por la llegada del bebé sentimos que todo se descalabró, son cosas que pasan y les pasan a casi todos. Solo que muchos no lo dicen porque prefieren mantener el mito de la familia perfecta, de la felicidad de la reproducción. A veces no sabemos cómo lidiar con esta nueva situación y sentimos que la pareja entra en crisis. Es tan válido como sentirnos felices.

Tal vez el hijo no planeado sea más difícil que el que sí lo fue, porque ahorraste dinero y cambiaste tu chip mental. Igual, tener hijos es un acto de inconsciencia porque no sabemos en qué nos estamos metiendo. Si esperáramos a estar cien por ciento seguros, jamás lo haríamos. Eso sí, nunca hay que tener un hijo por compromiso, debe ser por común acuerdo. Si alguno de los dos no quiere, tiene que quedar bien claro, porque si no es perder el tiempo.

La vida es una acumulación de momentos y no todos son buenos, debemos permitirnos tener sentimientos encontrados porque así es con todo. Saber qué le pasa a la mayoría nos hace sentir acompañados y mejor parados para enfrentar las complicaciones que trae empezar una familia con más de dos miembros. No desesperemos, con voluntad y trabajo podemos salir adelante, si no las familias hubieran desaparecido hace millones de años.

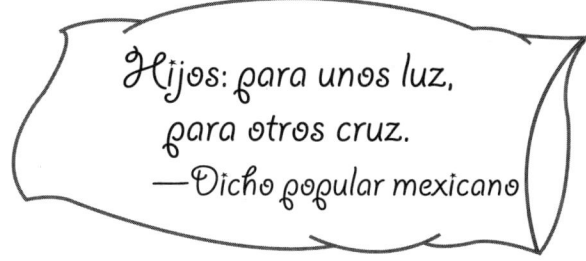

Hijos: para unos luz, para otros cruz.
—Dicho popular mexicano

Sexo en el embarazo

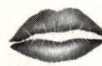

¿QUIERES O HUYES?

En el embarazo se da una revolución hormonal y sientes que cambias por completo. Te pones sensible, chipil, quieres que tu pareja te apapache y necesitas sentirte cuidada. Algunas mujeres renuncian a la sexualidad, dejan de sentirse un objeto de deseo y pasan a sentirse como "una vaca preñada" sin ganas de nada, les da sueño todo el día, y solo de pensar en tener a su marido a menos de 50 centímetros, quieren salir corriendo. A otras, por el contrario, les sube la libido como nunca y persiguen al marido día y noche para tener sexo como ninfómanas desatadas.

Como ninguna de las dos situaciones se puede sostener por demasiado tiempo, hay que buscar el equilibrio. Aunque no te den ganas, debes consentir a tu marido de vez en cuando o darle aire si es que estás las 24 horas con ganas. El embarazo es una etapa muy particular, pero con amor y compañerismo puede ser maravillosa.

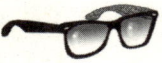

El hombre tiene que apoyar a su vieja desde el embarazo. Decirle: Cada día estás más bonita, *halagarle las*

bubis, halagarle las piernas rellenitas. Si ella dice que está fea, decirle que no, que está diferente. Si ella dice que está gorda, contestarle que no, que está amplia.

La verdad es que hay mujeres a las que les encanta despeinar la cotorra cuando están embarazadas, y hay otras que no quieren saber nada; ni modo, es la que nos toca. Al fin y al cabo el hijo es de los dos y ellas son las que se llevan la parte más difícil, así que seamos buenos compañeros, comprensivos y a aguantar vara si no quieren que estemos a menos de un metro y nuestro olor les dé náuseas, aunque nos hayamos frotado con jabón, perfumado y doble perfumado. Qué vamos a hacer, son solo unos meses.

Acomodar el sistema: el nacimiento del bebé

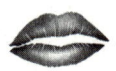

¿Qué pasa cuando nace el bebé? Por lo general, toda tú estás en función del recién nacido, todo tu amor y tu atención se vuelcan hacia ese ser indefenso que te necesita; y tu hombre, que estaba acostumbrado a ser el centro de atención, pasa a un segundo plano. Y ni hablar de tener sexo, te parece IMPOSIBLE. Gana la función de madre por sobre la de mujer, pero no debes permitirlo.

Es obvio que durante los primeros meses puede pasar, pero tienes que poner todas tus fuerzas en luchar contra esos sentimientos. Tu pareja no quiere una madre, quiere una mujer. Por eso, aunque sea difícil y te cueste horrores, debes lograr dividirte entre esos dos amores. Y no te descuides, no puedes quedarte con treinta kilos de más ni andar en bata y pantuflas todo el día.

Así que sal del postparto lo más rápido que puedas, si sientes que se está extendiendo o que estás demasiado triste y sobrepasada, tal vez estés con depresión postparto. En estos casos hay que consultar con el médico sí o sí para poder estar mejor. Cuéntale lo que te pasa a tu pareja y busca también su ayuda. El desequilibrio físico y psíquico es absolutamente normal, no te sientas un "extraterrestre" por estar aplastada y con ganas de llorar todo el tiempo. Son cosas que pasan y se solucionan; y cuando todo esto pasa, vuelves a ser tú. No olvides a la mujer sexy, divertida y cagada de la que él se enamoró.

Ahora, una vez que logramos que el sistema encuentre su orden, es muy probable que volvamos a embarazarnos, y cuando nazca el nuevo niño todo se desacomode otra vez. A no desesperar, como ya vimos, volver a la normalidad es posible, y aunque parezca imposible, esta vez será menos. Pero es fundamental que tengamos en cuenta que SIN PAREJA NO HAY FAMILIA, y que por eso, siempre dentro del caos, es imprescindible que encontremos un espacio solo para los dos.

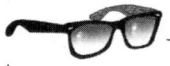

Aunque la llegada de un hijo es un momento muy feliz, también es complicado. Para las mujeres es mucho esfuerzo, y es fundamental que le valores a tu vieja todo ese esfuerzo que está haciendo.

Además, debes saber que para el hombre luchar contra el bebé es una batalla perdida, la prioridad es el bebé, todo huele a bebé: los muebles, la casa, tu vieja. Y va a ser así por un buen tiempo, así que mejor entrégate. No pelees contra el tiempo, y si viene el baby blue *respeta la cuarentena...*

En esta etapa, las mujeres en lugar de dar pasión dan leche, no está la amante sino la mamá, pero si tú le refuerzas la autoestima diciéndole cosas lindas, más pronto regresará la amante. Hay que entender que el proceso físico y psicológico de las mujeres es largo y duro.

Los hombres cometemos muchos errores, por eso te digo que NO APURES a tu vieja para que use tacones y ligueros. Si no la apoyas en esta etapa, no te lo van a perdonar jamás y estarás escuchando el mismo reproche TODA LA VIDA.

Y no te creas que el hijo es de la mujer y ya, eh. Los papás tenemos que cambiar pañales, turnarnos con la levantada (las desveladas son matadoras), cargarlos cuando lloran y todas esas cosas que hay que hacer, aunque den una güeva espantosa.

Eso sí, a los 4 meses los niños tienen que dormir en su cuarto y que la cama sea de los papás. Tu compañera no debe olvidar que es mujer ni tampoco olvidarse de hacer sentir bien a su hombre, ya sea con decirle te amo, *agradecer que trabajemos, reconocer el apoyo que les damos, hacernos sentir que les gustamos y que no solo somos proveedores, y la cosa va a tener otro sabor.*

Los hombres somos tan básicos que con solo escuchar: ¡cómo extraño las encerronas que nos dábamos!, *nos damos por satisfechos, sentimos que estamos en su mente, nos sentimos deseados. Esto es porque si la mujer no hace sentir bien al hombre, le da motivos para justificar una infidelidad, a él se la hace más fácil.*

Por eso, aunque los hombres seamos pacientes, la cuarentena tampoco puede volverse un año ni los tres kilitos de más pueden pasar a ser quince, aunque ya saben, eh, a los hombres nos gustan las GORDIBUENAS. Los defectos como estrías, celulitis, lonjitas, no cuentan si ella se viste femenina, huele rico y tiene una actitud cachonda. Con eso YA LA HIZO.

Es que si a la mujer ni le pasa por la cabeza tener sexo, y todo es el pinche escuincle, los hombres empezamos a preguntarnos, ¿Y YO QUÉ?

Es cierto que el planeta bebé es difícil de dejar, pero no se debe abandonar al hombre.

Lo quiero regalar

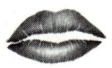

Hay algo que nadie dice, que es tabú, y debería sincerarse para que todas las mujeres puedan vivir su maternidad sin culpa: hay días en los que no aguantamos más y queremos desaparecer. La demanda de los hijos es algo realmente fuerte y, aunque los ames, hay momentos en que preferirías que alguien más los atendiera, no un día, sino muchos. No sientas culpa, ES NORMAL.

Aunque nadie lo diga, no eres un monstruo por sentirte así de vez en cuando. La falta de sueño, los cambios hormonales, todo cambia y genera sensaciones encontradas. Lo único importante es que entiendas que no te pasa solo a ti, que es algo lógico y factible, y aunque parezca imposible, en algún momento pasa y el sistema vuelve al equilibrio.

Volvamos a ser pareja

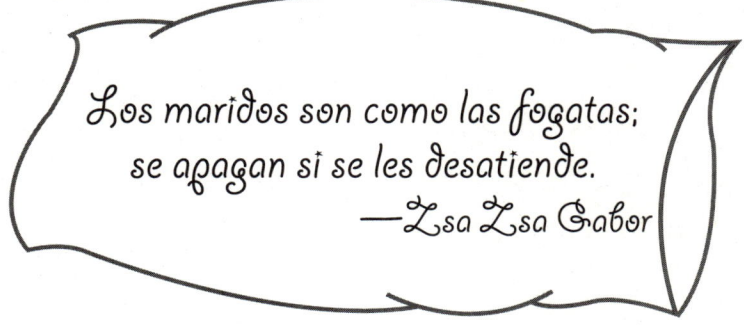

Los maridos son como las fogatas; se apagan si se les desatiende.
—Zsa Zsa Gabor

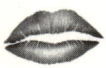

También hay que entender que así como una cambia, la dinámica de pareja también. Los espacios y momentos juntos no son los mismos, sobre todo en cantidad, por ello debemos buscar la forma del encuentro sea como sea. Si tenemos con quién dejar al niño, entonces una vez por semana hagamos una salida solos, en pareja. Puede ser cena, cine, teatro o lo que nos guste hacer juntos. Hay que aprovechar para despejar y hablar de otras cosas que no sean pañales, mamilas, horas de sueño y cuentas por pagar.

Si no tenemos a nadie con quién dejar al bebé, entonces armemos un espacio en nuestra propia casa con noche de cine y palomitas, viendo una peli que nos guste a los dos, o cena en la azotea, o lo que se nos ocurra que pueda ser un buen espacio para reencontrarnos y volver a sentir lo que sentíamos antes de que apareciera el bebé. Así que es vital retomar el sexo y la intimidad lo antes posible.

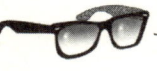

Un vinito, una musiquita, ayudan a relajarse y a que suceda el reencuentro. A veces, a las mujeres luego de los partos se les secan las mucosas, esto me lo dijo un profesional, así de propio como se los estoy poniendo,

y les cuesta lubricar, entonces los hombres piensan que ya no los desean (y hasta creen que se moja con otro). Por eso hay que hablar, porque si no sabes que es algo fisiológico llegas al pleito; la comunicación ES TODO. Para eso existen los lubricantes. Hay que buscar los caminos para recuperar la pasión, y volver a estar caliente como antes.

Lo importante es hacerse un tiempo para que las cosas fluyan. Hacerse caricias, estar cerca, a veces hasta no tiene que ser todo completo, solo un masajito con final feliz puede salvarte el matrimonio.

La crianza , ¡ay, qué difícil!

Gobierna tu casa y sabrás cuánto cuesta la leña y el arroz; cría a tus hijos, y sabrás cuánto debes a tus padres.
—Proverbio oriental

Criar a un hijo es una de las cosas más difíciles de la vida, por más trillado que suene. Es real porque no hay nadie que sepa cómo hacerlo, y no existen manuales con verdades absolutas. Cada uno cría a sus hijos lo mejor que puede, pero lo ideal es que sea en conjunto.

De qué modo debes criar a tus hijos es la piedra fundacional de la familia, por lo tanto bajo qué reglas básicas quieres educar a los niños tiene que ser algo acordado desde ANTES de que éstos lleguen. Qué valores debes inculcarles, bajo qué religión quieres que crezcan, en qué ambiente te gustaría que se desarrollaran, qué tipo de educación, etcétera. Si esto no está claro desde el principio, luego puede resultar en una verdadera hecatombe.

Aunque suene raro, los límites son una muestra de amor, los hijos los piden y los necesitan porque son lo que les da estructura. Nada es más dañino que creer que en la vida puedes hacer todo, pues esto trae como consecuencia problemas de relación en la infancia, con los demás niños en la escuela, y en la adolescencia genera una inadaptación grave porque el mundo se la pasa diciéndote que no debes hacer casi nada de lo que deseas. Tal vez parezca mal, pero no debemos dar tantas opciones a nuestros hijos, para que no se vuelvan niños tiranos.

Por eso, a pesar de que a veces sea más difícil decir *no* que *sí*, es absolutamente necesario enseñarles a nuestros hijos que *no* se puede todo, y más tarde entenderán que lo hicimos por su bien, con nuestras fallas y nuestros errores obviamente, pero con las mejores intenciones.

Solo dos legados duraderos podemos dejar a nuestros hijos: uno, raíces; otro, alas.

—Hodding Carter

Es muy importante que haya un EQUILIBRIO DE FUERZAS, no es posible que uno sea débil, que a todo digas que *sí* mientras el otro actúa como el duro que no permite que el niño haga nada. Es necesario que haya un discurso único y coherente, porque si no los niños se confunden y luego juegan con esas diferencias entre los padres, usándolas a su favor.

Por ejemplo, si tu pareja dio un permiso, un regaño o un regalo, y tú no estás de acuerdo, NO LO DIGAS FRENTE AL NIÑO. Esperas a que estén solos y ahí en la intimidad le dices lo que piensas. Y si después de la plática hubo algo que cambió, se lo comunicas al niño. No hay nada más confuso y poco saludable para un niño que darle dos mensajes contradictorios.

Tengamos en cuenta también esta sabia frase: *Hijos chicos problemas chicos, hijos grandes problemas grandes.* Porque cuando los hijos se vuelven adolescentes puede ser el fin del matrimonio. Empiezan a surgir muchas más diferencias en cuanto a la forma de poner límites.

De chiquitos no opinan, pero conforme crecen, empiezan a creer que la autoridad no existe y cada vez hay más problemas: la escuela, el sexo, el cigarro, el alcohol, las drogas, el desarrollo hormonal, en fin. Es fundamental tener un buen diálogo con los niños desde que son chicos para que sientan confianza, nos cuenten lo que les pasa, sus dudas, sus miedos, si los presionan o no para que hagan tal o cual cosa, y así no caigan en excesos o peligros que no corresponden con su edad. El diálogo es primordial, y también que nosotros como padres estemos de acuerdo.

Los tuyos, los míos y ¿los nuestros?

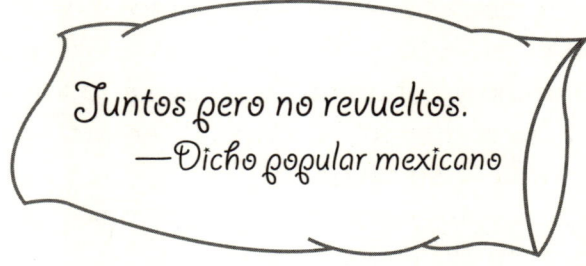

Juntos pero no revueltos.
—Dicho popular mexicano

En las últimas décadas el divorcio se volvió algo más frecuente y aceptado, pero esta apertura generó nuevos tipos de familias ensambladas que incluyen los hijos de ambos y a veces hijos en común. Estos modelos actuales generan problemáticas muy distintas de las de antes. ¿Qué pasa cuando venimos con combo?

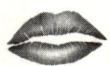

Cuando un hombre se acerca a ti con intención de formar una pareja, sabiendo que eres divorciada, tiene que aceptarte con todo lo que eres, incluyendo a tus hijos. Es imposible que pretenda que no te ocupes de tus hijos; si te ama, te querrá con todo y todo; si no, no va a funcionar.

Y tampoco te confundas: NO ES EL PADRE DE TUS HIJOS. Ni lo comprometas en ese rol, ni les vendas a tus niños que tienen un nuevo Daddy.

LAS COSAS COMO SON. Si él tiene hijos, tú tampoco querrás ser la mamá de esos niños, pues no pue-

des usurpar lugares que no te corresponden ni debes aceptar responsabilidades que te excedan. A la larga, si uno hace cosas que no le conciernen, todo se termina pagando, y suelen ser precios altos.

En cuanto a las reglas, debes respetar las que ellos traen, pero también tienes que dejar claras las reglas de tu casa, tanto para tus hijos como para los ajenos. Y para mantener la salud de la pareja, tu recámara tiene que ser el lugar SAGRADO, donde la pareja cobre vida y siempre se mantenga el fuego encendido.

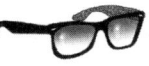

Ay, carnal, si compras el boleto por segunda vez, ¡estás loco!

Broma... broma... ya en serio, si tienes una segunda vuelta, yo te diría que mantengas casas separadas porque no puedes educar a sus hijos ni que el otro eduque a los tuyos..., a duras penas podemos con los propios.

Ahora, si compras el boleto de nuevo, todo tiene que ser equitativo, no solo en lo económico, sino también emocionalmente. Y las reglas de convivencia deben ser las mismas para todos y quedar claras desde el principio.

7. La casa
¡Soy la reinita! ¡Y yo sigo siendo el rey!

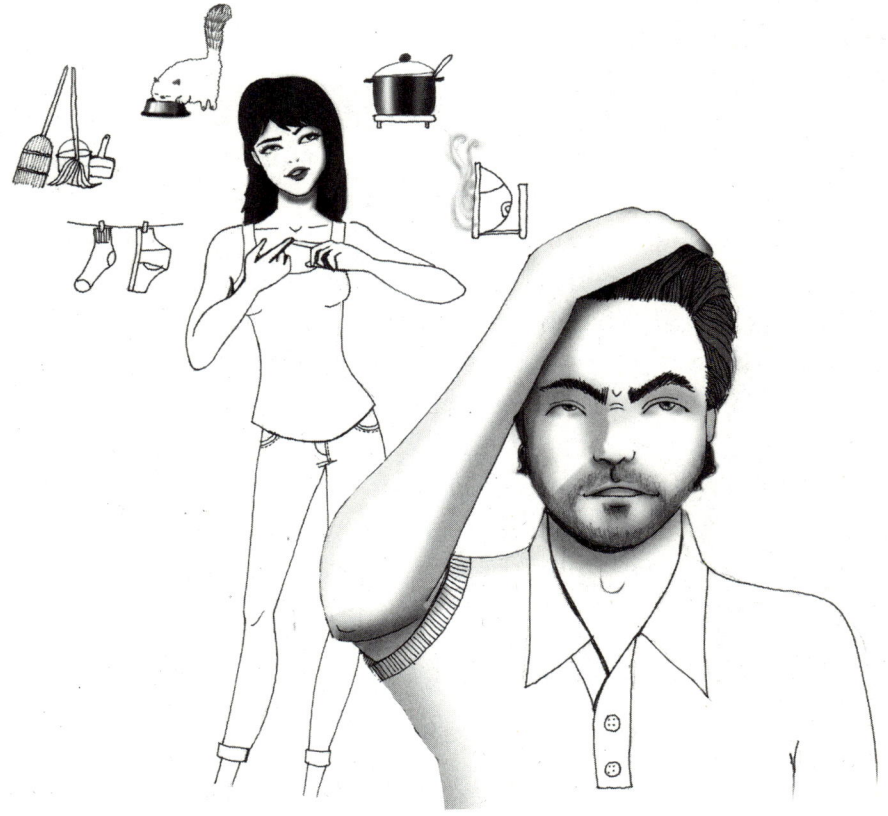

Si en tu casa quieres paz,
deja de mandar y haz.
—Dicho popular

*L*lega el momento de la convivencia, y lo del ego se ve más que nunca. ¿Quién manda acá? ¿Qué difícil pregunta? Al principio intentamos que todo sea perfecto, miel sobre hojuelas; hacemos todo lo que el otro quiere, pedimos permiso, somos amables, pero en un momento dado surge la verdadera personalidad de los dos, es inevitable. Todos queremos hacer las cosas como a nosotros nos gusta.

Las primeras veces que encuentras las camisas o los brassieres tirados en el piso, los levantas sin decir nada. Y así unas diez veces. A la undécima miras al otro con mala cara y haces un comentario al pasar, pero a la vez treinta y seis le mientas directamente la madre.

Aquí el asunto es que cada quien viene de familias distintas, con sus propias costumbres, las cuales pensamos son las correctas porque son las que conocemos. No caigamos en ese error, sepamos que todo se vale, aunque sea diferente de lo que estamos acostumbrados. La lucha de poder es inevitable, por eso poner reglas desde el principio es una buena base de funcionamiento para la convivencia. Tomen nota:

Reglas claras conservan no solo la amistad sino cualquier relación.

• • •

Una buena alternativa es que cada quien haga un listado con sus reglas y sus costumbres, y luego confrontarlas para hacer de las dos una sola. Prueba y verás que tiene amplias posibilidades de que funcione.

La mudanza

Lo primero que hay que ver es DÓNDE VAMOS A VI-VIR. O sea, ¿será tu casa, mi casa o nuestra casa? Lo ideal, bien sabemos, es que la casa de la pareja sea una casa nueva, es decir, donde ninguno de los dos haya vivido. ¿Por qué? Por varios motivos: para que no haya fantasmas de relaciones anteriores, para que ninguno se sienta más cómodo que el otro, para que sea un comienzo limpio y armonioso. No queremos las historias contadas ni en las paredes ni en el colchón. Pero esto puede no ser así, ¿entonces?

Si vamos a vivir en la casa que previamente fue de alguno de los dos: PRIMERO HAGAMOS UNA LIMPIEZA EMOCIONAL. Hay que guardar todo lo que traiga recuerdos, hay que pasar un incienso y una veladora, puedes hacer una limpia hecha y derecha, y dale vuelta al colchón, porque...

Las cosas hay que hacerlas bien desde el principio.

• • •

Entonces, sea quien sea que se mude, debe permitir que el otro haga cambios, que se apropie del espacio con sus ideas y movimientos de muebles y objetos. Cada uno tiene sus formas de sentirse cómodo; entre los dos van a ir encontrando el camino para que la casa individual se vuelva el hogar de los dos. A veces es difícil, pero con voluntad todo se puede.

Barroquismo vs. minimalismo

¿Eres de los que guarda todo, incapaz de deshacerte ni siquiera de una boleto del cine de 2001? ¿O eres del tipo desprendido que si no usa una playera durante dos meses la regala porque piensa que está ocupando lugar sin sentido?

Estos son rasgos de personalidad y no se cambian fácilmente. Por lo general, en las parejas hay alguien que acumula y otro que tira, como si la naturaleza buscara su equilibrio.

Como en todo, hay que entender que el otro tiene su manera de ver el mundo, y el respeto es fundamental. Entonces, al hombre no hay que tirarle sus cochecitos de cuando era niño ni su colección de *Playboy* de la adolescencia, o a las mujeres esa blusa de mamá Cristy que tanto quiere, ni los recuerdos de la primera comunión de sus mejores amigas.

Lo que hay que hacer es encontrar un espacio donde el *guardador* pueda poner sus cosas para que no sienta que por estar con el otro debe dejar atrás el cien por ciento de su pasado. Se debe tener en cuenta que tirar un recuerdo ajeno o guardarlo en un lugar remoto puede causar un DRAMA. Por eso, ¡cuidado!, los humanos somos muy sensibles a aquello a lo que le tenemos cariño.

Lo mismo con la decoración, hay que encontrar un intermedio. Si a ti te gustan los ambientes recargados, con floreros, adornos, marcos con fotos de todas las etapas de la vida y él, en cambio, quiere una casa minimalista casi sin adornos, definitivamente van a tener que ir negociando qué queda y qué no de todo lo que uno y otro desearían.

Poner cinco fotos de la luna de miel, tres carpetitas de macramé, o el recuerdo que compraste en tu viaje de estudios en la repisa de la sala, finalmente te van a dar menos felicidad que saber que él está contento con el espacio que crearon juntos. Es súper importante saber que...

La casa debe representarlos a los dos.

• • •

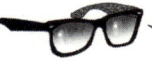

Déjala hacer lo que quiera desde el principio.

Es mucho más fácil decirle a todo: Sí, mi amor.

Déjala decorar, los hombres no debemos meternos en lo que no sabemos, sobre todo en lo que tiene que ver con el hogar. Podemos opinar, pero no demasiado, porque la decoración de la casa puede terminar en divorcio. Dos máximas:

No hay que meterse en lo que no sabes. No dejas de ser hombre porque haya cosas que decide la mujer.

Los espacios

Espacio, luz y orden. Esas cosas son las que los hombres necesitan tanto como el pan o el lugar para dormir.

—Le Corbusier

Hay una regla de oro que todos deberíamos tener en cuenta y respetar:

Un espacio no es negociable.

• • •

Es decir, que cada quien cuente con el espacio donde tenga las cosas que quiere, y que el otro no pueda revisar. Él puede querer guardar películas porno, el recuerdo de su primera comunión, la foto de una exnovia… O ella puede esconder la foto del verano cuando engordó diez kilos, el peluche con el que dormía de bebé o un *mail* del ex. Para esto hay que entender que no siempre, aunque nos amemos, todo es de todos. Cada uno tiene sus cosas, y necesita su espacio propio.

Son muy importantes esos espacios que ambos necesitamos para nuestras cosas, y que las mujeres no acaparen el 80 por ciento del clóset y les dejen a los hombres el 20 por ciento.

La tarea, ¿quién hace qué?

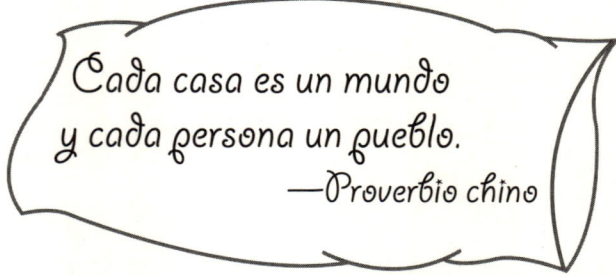

Cada casa es un mundo y cada persona un pueblo.
—Proverbio chino

Ni bien nos mudamos juntos, todo es amor, optimismo y felicidad y queremos compartir la mayor cantidad de tiempo posible, entonces hacemos todo los dos: tendemos las camas, cocinamos, vamos al súper, lavamos los platos, etcétera. Obviamente, ese idilio no dura para siempre, y en la vida real uno además trabaja, tiene amigos, hace ejercicio, ve tele o lee.

Por eso es ideal dejar bien claro quién se ocupará de cada cosa. Si a él le gusta cocinar, entonces que lo haga y ella lava los platos. Si ella alucina tender las camas, entonces que las tienda él, y ella barre..., y así con todo.

Muchas mujeres hoy en día no solo se dedican al hogar; y ellos no solo a traer el pan. Muchas parejas hoy tienen que participar dentro y fuera del hogar y hay que hacer de "todo": es lo justo. Aunque hay relaciones que continúan en los roles tradicionales, mujer: casa, hombre: trabajo, y les funciona.

Pero si se trata de la primera opción... SEAMOS CLA-ROS. Nada de andar esperando a que el otro haga algo por propia voluntad, que desde un principio esté bien distribuida la chamba de la casa y de la economía compartida para que después no haya reclamos.

Las reglas

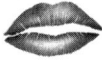

He aquí un listado de posibles asuntos en los que seguramente hombres y mujeres no estemos de acuerdo; es personal, pero van algunas sugerencias:

- *Tele en el cuarto, ¿sí o no?*
- *Cada quien recoge su ropa, nada de dejarla tirada por el suelo.*

- ¿En qué lugar cada uno realiza sus actividades personales?
- Bajar la tapa del baño.
- ¿Quién hace qué?
- Turnos para usar el control remoto.
- Yo me encargo de estos pagos y tú de ésos.
- Quién cocina o quién va al súper.
- Qué espacio es solo tuyo y cuál es solo mío.

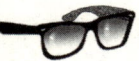

Dile:

- Mis cosas son mis cosas, y las tuyas son tuyas.
- No toques lo que no es tuyo.
- Deja el cajón igual de desmadrado, yo sé lo que hay, no me lo organices.
- No uses 66 ganchos y me dejes 2, porfa.

Mira:

- Debes darle lo mismo a lo que estaba acostumbrada.
- Si tu vieja no sabe cocinar, pide comida.
- Veamos quién paga qué.

Las mascotas

Hay personas para las que su mascota es TODO. Las tratan mejor que a sus padres, a sus parejas, a sus hermanos e hijos. En cambio, hay otras para quienes las mascotas son una mala costumbre de algunos humanos, detestan a los animales en general y no pueden entender que alguien quiera compartir la cama con un ser peludo y oloroso.

Es fundamental entonces que haya un acuerdo previo respecto al tema, no sea que un día llegues y él haya tirado al gato por el balcón después de encontrar su maletín de piel todo rasguñado; o al revés, sin querer queriendo, ella suelte a su perro amado en la calle y el bicho sea atropellado por un camión. Hay situaciones de las que no se puede regresar. No lleguemos a estas situaciones límite por no ser claros desde el principio.

Así que primero lo primero: ¿aceptamos o no tener mascotas? Un sí compromete hasta el final de la vida del animal, por eso hay que ser bien claros en el tema, y si no hay acuerdo pero alguien de los dos muere por tener un ser vivo a quien hablarle y cuidar, entonces siempre podemos hacernos de una tortuga o un hámster, que no son para nada conflictivos, no ensucian ni tienen grandes necesidades.

Si de verdad queremos un animalito en casa, podemos pensar que pasear al perro por el parque los fines de semana mientras hacemos deporte es una excelente actividad para realizar en conjunto. También ocuparse en común de los pequeños gatitos que tuvo la gata puede ser una buena práctica para ver cómo nos comportamos con recién nacidos. Eso sí, como dijimos, cualquier opción debe ser tomada de común acuerdo.

8. Las costumbres
¡Que se comporte!

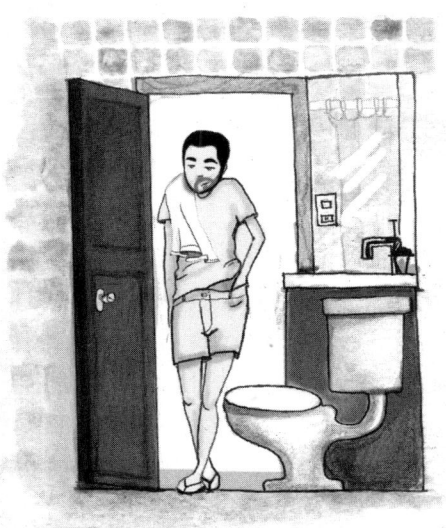 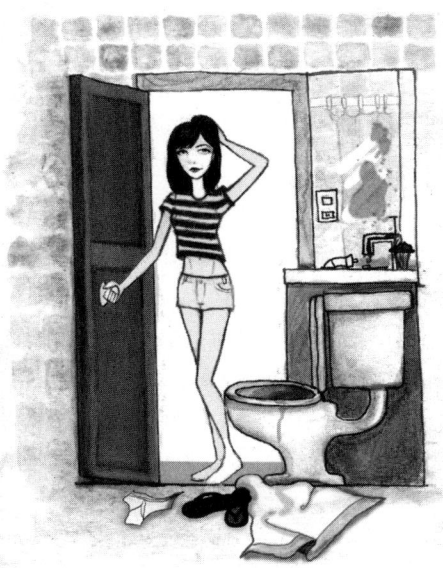

*Llegando llegando
y chingando chingando.*
— *Dicho popular mexicano*

Podemos decir que uno de los factores que complican la convivencia en pareja son las costumbres. Cada quien trae las suyas de origen, y lo que es normal para uno, tal vez no lo sea para el otro. Por ejemplo, hay quienes pueden ir al baño con testigos sin ningún problema, pero otros solo de pensarlo se descomponen, y aunque parezca trivial, esto llega a convertirse en un enorme punto de conflicto. La vida cotidiana está llena de detalles como éste, que pueden hacer explotar a una pareja.

La convivencia requiere de mucho respeto.

• • •

Muchas veces los integrantes de una pareja siguen haciendo cosas que hicieron siempre, desde niños, y que nadie les dijo que debían cambiar, pero al otro lo sacan de quicio y no puede soportarlo. Una de las formas de evitarse estos problemas es educar con sutileza a nuestra pareja para que deje de hacer aquello que nos convierte en monstruos deformados.

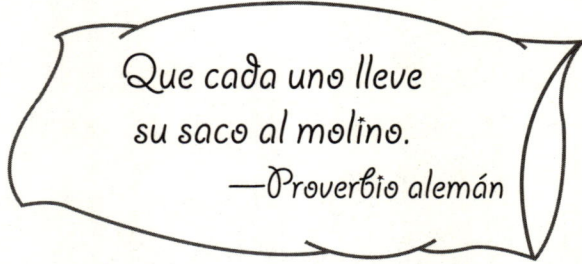

Que cada uno lleve
su saco al molino.
—Proverbio alemán

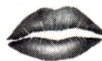

Algunos ejemplos para que ellos entiendan qué es lo que a nosotras NO nos gusta:

- *Pelos en el jabón y en el lavabo.*
- *Gases a diestra y siniestra (una cosa es la excepción, y otra, la regla).*
- *Que no se cepille los dientes al despertar.*
- *Que no se bañe después de hacer deporte (oler a león NO ES SEXY).*
- *Que no eche la ropa a lavar (usar la misma ropa interior dos días...).*
- *Escupir en la calle (aunque le parezca natural, ES ASQUEROSO).*
- *Dejar las uñas cortadas por ahí (¡pinchan!)*
- *Dejar a la vista los calzones flameados.*
- *Dejar al lado de la cama el condón usado (se echa en el bote).*
- *Que deje tiradas las herramientas después de usarlas. Tener la buena intención de colgar un cuadro pierde el encanto si tropezamos con el martillo que quedó botado.*
- *Que no lave los trastes de vez en cuando (aunque sea por quedar bien).*
- *Que atienda el teléfono mientras conversamos (nada es más desesperante que platicar con alguien mientras chatea).*
- *Que jamás cuelgue sus trajes, pantalones, ni*

doble camisas y playeras (ni la silla ni el piso son su lugar, aunque le parezca rarísimo).

- *Que no "preste" el control remoto de la tele.*
- *Que nos avise una hora antes que invitó a un regimiento a comer.*
- *Que no levante la tapa del escusado cuando lo usa.*

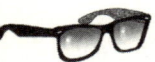

Ay, chavas, nosotros no somos tan así... nos gustan como son.

Sí, sabemos perfectamente que a las mujeres las altera que dejemos los pelos de la barba en el lavabo, nos hacen juntarlos y tardar media hora más en arreglarnos por este detalle menor; por eso, se necesitan dos lavabos a como dé lugar. Así dejan de chingarnos con esto todas las mañanas.

Después, se sacan de onda porque dejamos la tapa arriba. Queridas mujeres, si tanto les molesta, BÁJENLA. Un consejo mis chavos: los hombres a la noche debemos hacer pipí sentados, no solo para no mojar la tapa y que las viejas nos griten como locas en la mañana, sino por seguridad, porque cuando haces pipí echas a andar la presión arterial y te puedes desmayar si lo haces parado; además de evitar romperte la madre contra el inodoro, te ahorrarás la cantaleta de ¡baja la tapa!

Y respecto a la ropa, el único momento en que se vale dejar la ropa tirada es cuando hay sexo (y cuanto más regada mucho mejor); cuando no sea por eso, ORDENA, es lo mejor para todos. El orden de la casa hace al orden mental.

Cosas que prometemos no hacer

Nosotras también tenemos que hacer un esfuercito para que la convivencia sea más amena, y no volvernos ogros detestables. Por ejemplo:

- *No preguntar si nos aman mientras miran el futbol.*
- *No preguntar si estamos gordas cuando ya tenemos el vestido embarrado.*
- *No interrogar a la secretaria para saber dónde está.*
- *Respetar el día de póquer o dominó.*
- *No hablar mal de su madre, por lo menos una semana.*
- *Aceptar el cuchi cuchi mañanero, aunque debamos despertar una hora antes.*
- *No regañarlo TODOS los días porque dejó la ropa tirada.*
- *No resoplar cada vez que llega con un amigo.*

- *No darle todos los días arroz con pollo porque nos da flojera pensar algo distinto.*
- *Tampoco darles solo ensalada porque empezamos otra vez la dieta.*

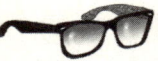

Ehhhhhhhhhh, bueno, así como no pedimos, tampoco prometemos. ¡Quiérannos como somos!!!!!!!!!!!!

> *No fijándose*
> *ni se nota.*
> *—Dicho popular mexicano*

Los vicios

¿Qué pasa con los vicios? A veces es difícil distinguir si una persona solo quiere pasarla bien cuando sale o si está teniendo un problema de adicción. Debemos estar muy atentos a qué es lo que pasa realmente, una cosa es tomar de vez en cuando y otra es que se drogue o viva ahogado.

> Al comienzo fueron vicios,
> hoy son costumbres.
>
> —Séneca

La verdad, tampoco es la onda volverse representante del alcoholímetro. Si estamos contando la cantidad de copas que se tomó, vamos a lograr que nos odie. Los hombres muchas veces toman para relajarse, y eso se vale. Ahora, si ves que se está excediendo, no lo exhibas frente a sus amigos, llámalo aparte y dile que ya está perdiendo el estilo. Tampoco discutas cuando esté tomado porque será peor. Lo mejor es platicar del tema cuando esté sobrio, y en un ambiente en que sepas que estará receptivo.

¿Qué pasa cuando quienes tomamos somos nosotras? Cuidado, es lindo agarrar la jarrita para relajarse y divertirse (y si es en pareja, mejor), pero hay que cuidarse porque *DEL RIDÍCULO NO SE VUELVE*, y así como sientes pena ajena cuando ves a una mujer ahogada, lo mismo pensarán de ti si te pasas. Tomarse unos tragos no es lo mismo que perder la dignidad...

Mantén siempre el estilo.

¿Y el cigarro? Cada vez menos gente fumas, pero si alguno de los dos no pudo dejar ese vicio, lo mejor sería que fuera ocasional y no que fumara como una *chimenea. Si alguno de los dos fuma mucho y el otro no, debe intentar ser higiénico, cargar mentas o canela para evitar oler a cenicero. Y las reglas de convivencia respecto a dónde se fuma deben estar bien claras para no encontrarte de repente con que el otro está tirado en la cama contaminándote el cuarto con humo.*

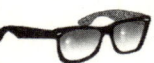

Cuando tu pareja toma mucho, lo primero es identificar qué tipo de borrachera tiene:

- *Llorón.*
- *Agresivo.*
- *Cachondo.*

Una vez identificada, habría que ver si es un bebedor social o un bebedor problema. Si es un bebedor social, la palabra mágica es LÍMITES, es decir, si se pone MUY BORRACHO, la mujer debe agarrar un taxi e irse a su casa. Si está con estilo bufón, decirle que te vas porque te está dando pena ajena. Es la mujer quien tiene que poner el límite frente a su hombre ebrio.

Pero el error más grande de una mujer es el de contarle los chupes a su güey o, peor, prohibirle salir con sus cuates o gastar en alcohol, porque aunque tenga razón, lo único que va a lograr es que le digan la frase preferida del "pedote": A ver, dime que no... *y todo se va a volver peor.*

Cuando hay problemas de adicción

La adicción no debería ser tratada como un delito. Debe ser abordada como un problema de salud.

—Ralph Poder

Es complicado entender que lo que está pasando es algo más grave que tomar de más o probar alguna droga por curiosidad. Lo primero es detectar el problema y luego, por más difícil que sea, enfrentar al otro y poner un límite. Si tú solapas, estás avalando el problema y te vuelves codependiente.

El tema de la codependencia es muy grueso porque te das cuenta de que quien tiene que sanar no es solo el alcohólico, sino también la pareja. El codependiente manipula y disfruta de los beneficios secundarios echándole la culpa al otro de todo lo que pasa. Por eso también tiene que aceptar que está enfermo, que los dos están enfermos, y que para que haya éxito en la rehabilitación y en la pareja, son los dos los que están en recuperación.

Por más doloroso que resulte, tienes que hacer que tu pareja entienda que debe limpiarse. Los problemas de adicción cuanto más se extienden, más problemas generan, no solo en la persona, sino también en el entorno, se vuelve muy dañino. Por eso ayudarle es lo más amoroso que puedes hacer; si lo cubres, el problema empeorará. En ocasiones, las personas necesitan ver que están perdiendo todo para reaccionar.

Hay que estar consciente de que si no hay voluntad de cambio, no se puede seguir, debe haber buena fe y ganas por parte del alcohólico para salir adelante. No es a fuerza, nadie se limpia porque otro se lo imponga, tiene que ser por propia voluntad.

Cuando el problema es con drogas, el asunto es más subterráneo porque tanto el cigarro como el alcohol están socialmente aceptados, pero las drogas son ilegales. Si alguno de los dos tiene problema de drogas, lo importante es entender que es una enfermedad; la droga es el refugio de un dolor enorme e inmanejable. Eso sí, con ningún tipo de adicción puedes permitir que se llegue a casos de violencia, porque todos los participantes lo pagarán muy caro.

Llegar a extremos de mezclar drogas y alcohol denota un problema personal muy fuerte, y el proceso de desintoxicación, debemos saber, puede ser muy desgastante para la pareja. Hay relaciones que no están lo suficientemente maduras para afrontar un tratamiento de estas características, pero si logran sobreponerse al problema, los cimientos se volverán más fuertes que nunca.

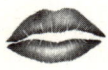

Si eres tú quien no logra dejar de beber, busca ayuda. Piensa qué clase de mujer, de madre, de pareja, de persona quieres ser y cómo te estás viendo. Encontrar la causa es uno de los caminos para llegar a la solución.

> *Y debes descubrir los motivos para querer estar mejor. Aceptar que tienes una adicción, poder verla en ti, ya es un gran paso...*

Otras mañas

¿Qué sucede cuando hay un workaholic *(adicto al trabajo)* en la pareja? Por lo general, pensamos que solo es el hombre, pero hay casos en que también puede ser la mujer. El problema con la adicción al trabajo es que genera mucha soledad, pues el otro siente que la única preocupación de su pareja es trabajar. Debemos entender que es una situación que la persona no puede manejar, pero una de las formas de solucionarlo es proponer espacios, organizar las citas en la agenda y que sea un compromiso inamovible.

Lo importante es no tomárselo personal. No es que no quiera estar contigo, sino que por el exceso de atención que pone en la chamba se olvida de cuidar a la pareja. Hay que buscar la manera de que poco a poco vaya tomando conciencia de que se trata de un problema, y que la falta de equilibrio en las diferentes áreas termina siendo perjudicial para todos.

¿Qué pasa con los cambios bruscos de carácter? Hay que tener cuidado cuando alguno de los dos tiene picos de depresión y de euforia alternadamente. Es *normal que todos tengamos cambios emocionales circunstanciales, pero no podemos caer en el pozo más profundo o estar en él como si hubiéramos ganado la lotería, sin ninguna causa real. Hay que hablar, porque* **LO IMPORTANTE EN UNA RELACIÓN ES ENTENDER QUE GUARDAR SILENCIO PUEDE SER LA PEOR ESTRATEGIA.**

Debemos perder el miedo a ser perfectos y entender que cuando hay un problema siempre existe alguien que puede ayudarnos, sea lo que sea que nos esté pasando.

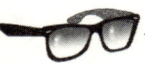

Sabemos que el workaholic *trabaja tanto para fugarse de la realidad. Si el 90 por ciento de tu energía se la das al trabajo, y el otro 10 por ciento lo repartes entre la salud, el físico, la familia, los amigos y la espiritualidad, no va a haber equilibrio en tu vida.*

El workaholic *piensa: Yo me mato como un burro para que vivas bien y tengas todo lo que necesitas, y me reclamas....*

Está en un error, hay que decirle que eso lo hace porque quiere. Mejor dar cariño y presencia para que no nos sintamos abandonados. Si sientes que el otro prefiere el trabajo, que perdió el interés en ti, y que no tiene tiempo para nada, se van generando conflictos y resentimientos.

Pedir permiso, ¿sí o no?

Mujer que parece soltera,
buen marido tiene.
— Dicho popular mexicano

La libertad es otro de los factores centrales para una relación exitosa. No puedes dejar de ser tú misma, sigue tus deseos, pelea tus espacios, tus decisiones y tu filosofía de vida. Nadie puede obligarte a ser o pensar distinto. Para que una pareja funcione no es necesario ser del mismo partido ni estar de acuerdo en absolutamente todo.

Discutir y tener diferentes posturas ante un mismo hecho enriquecen a la pareja, no la anulan. Por eso no se vale reprimir al otro, dale libertad. Sé quien quieres ser, ten tu vida para que cuando te encuentres con el otro sea un espacio sano, divertido, grato, y no una prisión.

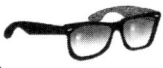

Como hombre, pedirle permiso a tu pareja o más bien preguntarle qué piensa, por ejemplo, si vas a salir con

tus cuates y le dices: ¿me das chance?, no te convierte en un mandilón sino en un ser respetuoso. Hace sentir a tu mujer que la tomas en cuenta, y de seguro te va a decir ¡vas!*.*

Además, si tú pides libertad, también otórgala. Que todo sea parejo. Por ejemplo, si la conociste con minifalda y amaste sus piernas, ahora no quieras cubrirla con una túnica. DÉJALA SER, y entonces sí pide lo mismo.

9. La economía

¿El que agandalla no batalla?

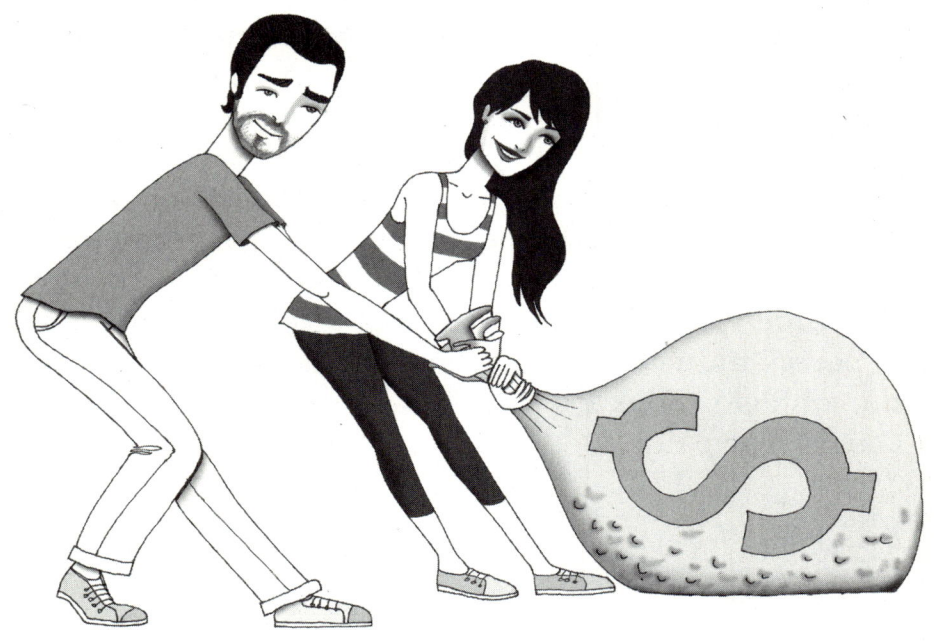

El esposo que quiera un matrimonio feliz,
deberá mantener la boca cerrada
y su chequera abierta.
—Groucho Marx

s sabido que la ley del oro la establece quien tiene el oro… Es decir, el dinero le permite a quien lo tiene controlar o poner las reglas. Durante siglos, el hombre ha sido el responsable absoluto de la economía familiar, el arreglo era que él ponía el dinero y la mujer se quedaba en la casa cuidando a los hijos. Durante mucho tiempo este sistema obligó a las mujeres a soportar relaciones que no deseaban con tal de tener seguridad económica.

Pero el mundo cambió desde la revolución industrial y hoy en día muchas mujeres salen a trabajar a la par de los hombres, tanto es así que hay mujeres que ganan más dinero que ellos y directamente mantienen la casa.

El dinero, idealmente, debería ser un elemento más de la pareja, un medio para el bien común y no un punto de conflicto, pero los problemas surgen cuando hay abusos o injusticias.

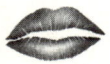

Si eres del tipo de mujer que usa la tarjeta sin pensar y gasta hasta lo que no tiene en bolsas y zapatos pensando que él solo es un proveedor, obviamente tu pareja se sentirá utilizada y se generará rencor. Con razón a los hombres no les gusta sentir que a nosotras no nos interesa el esfuerzo que hacen, y que creamos que porque cuidamos de la casa y los hijos (si los hay) tenemos derecho a comprar lo que se nos dé la gana, podamos o no. El tema no es cuánto gastes, sino que sea un acuerdo entre los dos.

Es vital que entre los dos hagamos un plan de gastos y decidamos qué y cuánto se gasta en cada cosa. Ser realistas y gastar en relación con lo que ganamos hará que no haya problemas y podamos ahorrar para viajes, compras extras, educación de los hijos, coche o lo que sea que necesitemos. Como en todo, mientras los dos digan que sí no habrá broncas.

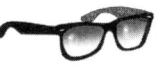

Como dice el refrán: a la mujer ni todo el amor ni todo el oro.

La realidad es que siempre hay uno gastalón y otro que administra bien, por eso no debemos ser necios; si ella es buena administradora, DÉJALA. Esto nos llevará a tener algo en la vida, porque nosotros solemos ser malos administrando el dinero. Ahora, si ella es una fodonga que se la pasa en el salón, yendo al club, desayunando con amigas, haciendo compras y encima te está chingue y chingue preguntándote dónde estás y con quién andas, entonces OLVIDA todo lo que dije y administra tú, a huevo.

El papel de cada uno en la economía familiar

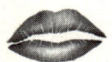

¿Por qué es importante generar un ingreso? Si puedes tener tu propio dinero evitarás la posibilidad de que tu pareja crea que estás ahí por su cartera y no por amor, la necesidad no jugará ningún papel y la relación será cien por ciento honesta. Igual le quitas un peso de encima porque sabe que puede contar contigo. A veces ignoramos la presión excesiva que significa mantener un hogar, realmente puede resultar muy agobiante cuando recae en una sola persona.

Si por distintos motivos o circunstancias no puedes ganar tu propio dinero, entonces deberías esmerarte en llevar bien las cuentas. La mayoría de las mujeres dejan que sea el hombre quien se encargue de todo lo administrativo, y a la larga se llevan sorpresas desagradables por no participar activamente.

Aprende a ahorrar, es muy necesario. Deberías reservar el 10% de tus ingresos (o de los ingresos compartidos de la pareja), para siempre sentir cierta seguridad de tener tu guardadito por si se necesita; saber que tienes un colchoncito como para aguantar un tiempo.

En cuanto a saber cuánto gana tu pareja, es algo muy personal y debe haber previo acuerdo al respecto, así como también desde el principio debe quedar establecido lo que cada quien aporte de sus ingresos, o si deciden que sea una economía compartida al cien por ciento, y todo es de ambos. Si *TODO ES DE AMBOS*, tiene que cumplirse, no sea que al final *LO TUYO ES MÍO, Y LO MÍO TAMBIÉN* o *TODO ES MÍO, Y ME VALE.*

En el caso de muchas mujeres, si tu marido es el que te mantiene, eso no quiere decir que seas una esclava, no puede controlarte a través del dinero, *NO LO PERMITAS*, pero no se te olvide agradecércelo.

CONSEJITO PARA LOS HOMBRES: sean espléndidos con sus mujeres, sorpréndanlas con detalles más allá de los cumpleaños, no importa el precio de lo que les den, una sorpresa de vez en cuando es muy agradable. Tómenlo como una inversión para la pareja. Y por ningún motivo se les ocurra llegar con una batidora el 10 de mayo, *ES UN CRIMEN IMPERDONABLE.*

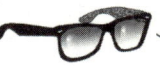

Si ella es quien administra, mi regla de oro es: *TEN UN CAJÓN CON LLAVE DONDE GUARDAS TUS COSAS.* Ahí tendrás lo que es solo y solamente tuyo, como relojes, plumas, duplicado de la llave de tu coche y *LO MÁS IMPORTANTE*, un dinero que sea tuyo, para tus cosas y que no tengas que pelearte con ella para que te lo dé. Pasos para tener tu guardadito:

    a. Ten el cajón del que hablamos (¡esto ya es un milagro!).

> b. Ponle llave, ¡y escóndela!, pero no tan bien que luego no la encuentres.
>
> c. Hazte de tu propio dinero no reportando tu sueldo completo.
>
> Porque al final el dinero de uno termina siendo de ellas y el de ellas también.
>
> Si tú eres quien administra: sé ordenado, no gastes más de lo que ganas, no blofees queriendo parecer lo que no eres.

El mantenido

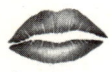

El hecho de que las mujeres seamos activas y ganemos dinero, en algunos hombres genera un efecto curioso como de venganza ancestral, quieren que paguemos por los siglos que ellos fueron la única fuente de dinero y piensan: SI ELLAS TIENEN, QUE PAGUEN.

Hay muchos que llevan esto al extremo, se hacen los de cartera corta o nula, y con el pretexto de la crisis mundial o de una depresión personal, quieren que nosotras aflojemos toda la lana. Y al final, los supuestos gastos compartidos recaen en una sola persona: NOSOTRAS.

En algunos casos puede que todo sea cierto y el amor hace que no tengas problema en mantenerlo, porque sabes que es algo temporal y que puede pasar. Pero debe salirte del corazón, porque si no, pierdes un elemento importantísimo del amor, que es la admiración, y tienes al otro como una carga o como un hijo más, lo que es peor.

Por eso debes evitar caer en este juego, aunque te duela, y contribuye solo con lo acordado, aunque tengas el dinero. No dejes que se cuelguen de ti porque los resultados no serán nada positivos. Intenta que tu hombre vuelva al ruedo laboral no solo para no ser tú la única que carga con el paquete, sino para que él recupere su autoestima.

Si él no trabaja por un tiempo puedes apoyarlo, pero si se extiende, pregúntate si no estás ejerciendo el papel de rescatadora, convirtiendo a tu pareja en un inútil, en vez de un hombre de verdad. Si lo solapas o te compadeces durante demasiado tiempo, a la larga acabarás teniendo un parásito. Casi siempre, todos necesitamos un empujón para poder salir adelante...
SÉ COMPASIVA, NO TONTA.

El marido y la basura deben salir temprano de la casa.
—Dicho popular mexicano

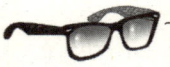

Hay etapas malas en la vida, y eso puede pasarnos a todos. De repente te quedas sin trabajo o no te está yendo tan bien, y entonces ella te hace el paro con los gastos: agradécele, apóyala y apláudele. Pero no es de hombre echar la güeva y vivir de tu mujer, por eso acciona y ponte las pilas.

La competencia y el control

Hay parejas que compiten entre sí como si fueran colegas, intentan demostrar quién es más exitoso comparando los recibos de sueldo. Si tu intención es todo el tiempo fregar al otro, la relación está destinada al fracaso. Ahora, si la intención es verdaderamente hacer que tu pareja despierte, demuéstrale que sí se puede; y si lo entiende, será una acción positiva, si no, generará frustración y resentimiento.

Como mujer, sé independiente solo por ti, no para demostrarle nada a nadie; cuanto más auténtica seas, mejor será la relación y más beneficios obtendrán todos. Nunca dejes que tu pareja te aplaste; hay hombres que mediante el dinero quieren controlarte, y tú te engañas pensando que él quiere que seas feliz y vas renunciando a tus proyectos y a tu realización personal, porque él prefiere que te quedes en casa, encerrada. No permi-

tas que esto suceda, te traería un sufrimiento enorme y mucha frustración, y para cuando te des cuenta y quieras regresar al mundo, ya es demasiado tarde.

Si dejas de trabajar para ocuparte de la casa o de los hijos, que sea realmente un deseo tuyo y no una imposición. Ser ama de casa es un trabajo pesado, sacrificado y poco reconocido, pero puede ser muy satisfactorio al ver la felicidad de tu familia. Eso es un cheque en blanco, pero siempre tiene que venir de ti, no te traiciones y acuérdalo con tu pareja para que después no haya reclamos.

Muchas veces se habla de mujeres poderosas, pero solas. Esto sucede cuando los hombres quieren dominar porque se sienten poca cosa; si no saben ser ellos mismos, no soportan que su mujer sea ella misma y sepa lo que quiere en la vida. Cuando los hombres están seguros de sí mismos, no buscan aplastar a su pareja y se alegran por el éxito de ambos.

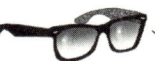

A veces nuestras viejas son súper chingonas y ganan más que uno. NO PASA NADA. La clave está en tu autoestima, si sabes que no eres menos hombre porque ella gana más, todo estará bien. A veces es difícil pero compréndelo, acéptalo y disfrútalo. A veces es uno y a veces es el otro, y eso no es nada grave.

TEST
¿Somos realmente compatibles?

Este test sirve para saber si pueden estar juntos o es mejor que cada quien siga su camino.

Platica con tu pareja sobre todos estos temas y date cuenta de qué tan afines o distintos son.

1. Estado civil
    a. Quieres casarte y tener una gran fiesta
    b. Quieres vivir en unión libre
    c. Te da lo mismo
    d. Solo hablar del tema te da dolor de estómago

2. Hijos
    a. Quieres tener muchos
    b. Quieres tener solo uno
    c. No sabes
    d. Cada vez que vas a un lugar donde hay niños te da alergia

3. Animales
    a. Te encantan todos y tendrías un zoo en tu casa
    b. Tendrías un gato pero odias a los perros
    c. Tendrías un perro pero odias a los gatos
    d. Lo máximo que aceptarías es tener un pez

e. Odias a las mascotas y a los militantes de Greenpeace

4. Monogamia
a. Piensas que es lo único posible
b. No te preocupa
c. Te gustaría que Occidente permitiera la poligamia y tener un harén

5. Familia
a. Amas la vida familiar y quieres verlos todos los fines de semana
b. Te gusta normal, de vez en cuando está bien
c. Vas solo por obligación a cumpleaños y fiestas
d. No vas nunca a eventos familiares, siempre pones excusas

6. Sexo
a. Con frecuencia te sientes satisfecho haciendo el amor
b. Te gusta usar "juguetes" o pornografía
c. La cama es de dos o de más para ti
d. El sexo solo es para tener hijos

7. Dónde vivir
a. Quieres vivir en la ciudad, aunque tengan muchos hijos
b. Sueñas con mudarte al suburbio en cuanto nazca el primer bebé
c. Odias la ciudad y quieres irte al campo cuanto antes
d. Odias el aire libre y nada más te gusta la vida citadina

8. Entretenimiento

a. Te encanta salir de noche con amigos
b. Te gusta quedarte en casa viendo películas
c. Eres de los que salen tarde del trabajo y van al *after*
d. A las nueve de la noche ya estás metido en la cama
e. No sales, aunque sea la boda de tu hermana

9. Comida

a. Eres sibarita y comes de todo
b. Eres vegetariano
c. Prefieres que le pida todas las recetas a tu mamá o cocinas tú
d. Solo comida mexicana
e. La comida no te interesa y solo comes para sobrevivir

10. Orden

a. Eres obsesivo-compulsivo con la limpieza
b. Eres normalmente ordenado
c. Llegas a la casa y dejas todo tirado
d. No se puede entrar a tu depa porque hace dos meses que no ordenas

Si la mayoría de tus respuestas son **a** o **b** y las del otro también (aunque puede que tengas alguna **c**, **d** o **e**), entonces tienen chance de que la pareja sobreviva.

Si tienes mayoría de **c**, **d** y **e**, y el otro también, entonces pueden pensar en estar juntos, aunque seguramente la vida en común va a ser un desmadre.

Si uno tiene mayoría de **a** y **b**, y el otro mayoría de **c**, **d** o **e**: NI LO INTENTEN, de seguro será una pérdida de tiempo.

La comunicación en la pareja es básica, es uno de los elementos centrales del éxito para la permanencia. Si no somos capaces de decir lo que deseamos, esperamos, planeamos o soñamos, o de escuchar lo que el otro necesita exteriorizar, es muy difícil que logremos una relación de profundidad y entendimiento. Hay que abrirnos ante el otro y encontrar las palabras justas que expresen lo que sentimos y pensamos, así como también tenemos que pedirle que nos diga qué es lo que le pasa, siente y necesita.

Epílogo

> Cásate por cualquier medio.
> Si tienes una buena esposa, serás feliz;
> si tienes una mala esposa,
> te volverás filósofo.
>
> —Sócrates

Y terminamos finalmente… fue divertido y duro a la vez ver todo lo que pasa en una pareja, pero después de nuestro esfuerzo para escribir estas páginas esperamos que todo esto les sirva para mejorar la relación o encontrar una pareja si están buscandola y no caer en algunos errores que nosotros cometimos en el pasado. La conclusión sería entonces que, principalmente, hay que pasarla lo mejor posible y no pelear por cosas banales. La única manera de llegar a entenderse realmente es el DIÁLOGO. Comuníquense con su pareja, escuchen, reflexionen y entiendan al otro. El respeto y el amor son la base de todo lo que hablamos, junto con la confianza. El bienestar no viene solo, hay que buscarlo, y cuando la pareja atraviesa por etapas difíciles, hay que identificarlas, y luchar por lo que uno cree que vale la pena.

La verdad es que para nosotros también fue muy útil y pondremos en práctica todas las enseñanzas que nos hemos dejado mutuamente. ¡Qué diferente pensamos hombres y mujeres, pero qué aburrido sería si fuéramos iguales!

Un abrazo,
Martha y Raúl

Quédate con quien te reta intelectualmente,
te ama sabiamente,
te prende físicamente,
y te perdona conscientemente.
—Fuente: Twitter

Agradecimientos

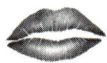

Cuando surgió la idea de escribir este libro, de inmediato dije que sí. Fue durante una comida con Gabriel Sandoval y Doris Bravo (director editorial y mi editora); en el instante en que me preguntaron con quién me gustaría hacerlo, lo primero que llegó a mi mente fue el nombre de Raúl Araiza, ya que se necesitaba de alguien honesto, divertido, que dijera las cosas tal y como son. El que Raúl aceptara fue algo que me hizo muy feliz. Él tenía muchas dudas porque jamás había escrito un libro, pero decidió asumir el reto cuando le comenté que había personas que escribían perfecto, pero que no comunicaban; y gracias a que es puro corazón, se convirtió en el indicado para transmitir lo necesario en estas páginas.

Así que gracias a Gabriel, a Doris y a Raúl por compartir juntos esta nueva aventura.

Y mi agradecimiento especial a Julieta, Lizet, Catalina, Emilia y Alejandra por su colaboración en la edición de *Cama para dos*.

● ● ●

A nivel personal quiero agradecer a Dios por el camino trazado en mi andar, tan lleno de vivencias, tan lleno de sensaciones, tan lleno de amores… Gracias por darme la posibilidad de sumergirme en ese mar de emociones, vivir en él y luego tener la capacidad de ponerle palabras que crean puentes con todos ustedes, que hoy están leyendo este libro.

Gracias a Daniel y Andrea, mis hijos, por siempre respetar mis locuras y dejarme ser. Ellos son mis más grandes maestros de lo que la libertad, la aceptación y el amor significan.

Gracias a todas mis amigas, pues con este compartir femenino uno acaba conociendo no solo a los hombres que llegan a tu vida, sino ¡¡¡a todos los hombres!!!

Gracias a los varones con los que he coincidido. "Coincidir" es algo mágico, algo misterioso que permite que dos almas se toquen, no importa si es por un instante o por una vida. Y en este *coincidir* he tenido la fortuna de conocer a muchos hombres con los que he compartido desde una palabra hasta una caricia, desde un chat hasta un viaje, desde un sin tiempo hasta una eternidad, desde una profunda amistad hasta un gran amor, y todos... todos han sido grandes maestros para mi femineidad.

Agradezco a la vida por haber nacido mujer, una mujer que ama al sexo opuesto y que ha logrado comprender la grandeza de mi género. Soy un ser completo que se reconoce, se diferencia, se espejea con otro maravilloso llamado *hombre*, un ser completo a su vez, un ser que no me dio su costilla para ser creada, sino que gracias a sus imperfecciones y a las mías existimos juntos para alimentarnos el alma.

Porque sin lugar a dudas creo en la pareja, creo en el amor que surge en común, creo en el compromiso que se da entre dos; creo en el compartir, creo en la fidelidad... Estoy convencida de que a pesar de todo lo que se dice, de la gran cantidad de divorcios y de hombres y mujeres que están solos, sí existe una ¡¡¡CAMA PARA DOS!!! Y esa "cama" estará presente siempre y cuando los dos pongan lo mejor de sí... y juntos, con el corazón en la mano, busquen su peculiar y única forma de amarse... ¡¡¡amarse solo entre dos!!!

Gracias vida... por permitirme seguir creyendo en este apasionante coincidir entre un hombre y una mujer.

Agradecimientos

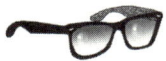

En primer lugar, agradezco a mi esposa, Fernanda, por aguantarme todos los días.

Gracias a todos los guarros con los que trabajo, como *El Burro*, Leonardo, Castillo, Fox, Tacher, Gou, la banda de *El Tenorio*, etcétera, ya que sin su fino humor y forma de ver a las hermosas damas no estaría bien documentado para llevar a cabo esta ardua labor.

Mi agradecimiento a Editorial Planeta por arriesgarse a publicar este libro que comparto con Martha Carrillo.

Mil gracias a Julieta y a los demás colaboradores que nos apoyaron en la edición de esta obra.

Gracias a las mujeres que logran hacernos perder la cabeza de mil formas, son lo que nos complementa día con día y… Gracias al sexo…, ¿por qué no?, que ha mantenido a tantas parejas unidas.

Especialmente, agradezco a todo el público que me apoya y, sobre todo, que ha tenido el valor de leerme.